DRG原理与应用

主编　常晓玮　袁　锋

中国协和医科大学出版社

北　京

图书在版编目（CIP）数据

DRG 原理与应用/常晓玮，袁锋主编. —北京:中国协和医科大学
出版社，2021.11

ISBN 978-7-5679-1859-7

Ⅰ.①D… Ⅱ.①常… ②袁… Ⅲ.①医院-管理 Ⅳ.①R197.32

中国版本图书馆 CIP 数据核字（2021）第 206452 号

DRG 原理与应用

主　　编:	常晓玮　袁　锋
责任编辑:	杨小杰
封面设计:	许晓晨
责任校对:	张　麓
责任印制:	张　岱

出版发行:**中国协和医科大学出版社**
　　　　　（北京市东城区东单三条 9 号　邮编 100730　电话 010-65260431）
网　　址:www.pumcp.com
经　　销:新华书店总店北京发行所
印　　刷:北京联兴盛业印刷股份有限公司

开　　本:710 mm×1 000 mm　1/16 开
印　　张:12
字　　数:196 千字
版　　次:2021 年 11 月第 1 版
印　　次:2023 年 6 月第 3 次印刷
定　　价:56.00 元

ISBN 978-7-5679-1859-7

编者名单

主　编　常晓玮　袁　锋

主　审　刘婉如

副主编　李　叶　张滨山　袁隽明　陈　颖

编　者　（以姓氏笔画排序）

王　琦　王佳琦　王莲君　仇　霞

刘彦宁　吴跃明　沈姵君　赵　莉

姜雅男　宫雷红　徐　泉　郭瑞鑫

梁玉梅　韩　超

前　言

　　疾病诊断相关分组（DRG）是将临床过程相近、医疗资源消耗相似的病例划归到一个疾病组内，用于衡量医疗服务质量效率以及进行医保支付的一个重要工具。从 20 世纪 70 年代美国开始研究到现在，DRG 已应用于世界各地，DRG 支付改革在临床疾病付费方面表现出了显著的成效。

　　早在 20 世纪 80 年代末，北京市医院管理研究所黄慧英等老一代专家就牵头组织北京地区 10 个大型医院开展了 DRG 研究。2008年底，北京版疾病诊断相关分组（BJ-DRG）出台，这是我国第一个本土化的 DRG 版本。近十几年来，我国共有北京医疗保险协会的 BJ-DRG、国家卫生健康委医政医管局和北京市卫生健康委信息中心联合制定的 CN-DRG、国家卫生健康委基层卫生司的 CR-DRG和国家卫生健康委卫生发展研究中心的 C-DRG 在全国各个城市落地试点。2019 年，国家医保局委托北京市承担了 DRG 付费国家试点技术标准的制定工作，通过组织专家分析论证，编制了 CHS-DRG 分组方案。同年 10 月，国家医疗保障局发布《关于印发疾病诊断相关分组（DRG）付费国家试点技术规范和分组方案的通知》，正式公布了《国家医疗保障 DRG 分组与付费技术规范》和《国家医疗保障 DRG（CHS-DRG）分组方案》两个技术标准，为各地落实 DRG 付费试点提供了标准和指南，具有融合兼容、覆盖全面、编码统一、临床平衡、数据保证等特点，主要应用于医保付费。CHS-DRG 的制定标志着我国 DRG 付费国家试点顶层设计的完成，是 DRG 版本从分散走向统一、从无序走向规范的重要一步。

　　本书共包括九章，系统介绍了 DRG 的起源、DRG 的分组原理、DRG 的基本指标、DRG 对病案首页数据的要求、疾病与手术操作编码以及 DRG 在医保付费、成本管控、绩效考核和医院管理中的实际应用等内容。本书既可作为高等院校卫生事业管理、信息管理等专业的教材用书，也可以作为各类卫生健康行政部门、医疗卫生机构学习 DRG 基础知识的参考用书和培训教材。本书有助于培养 DRG 专业知识丰富、高素质的人才，更好地将 DRG 体系运用于医院精细化管理、学科建设、医院成本管控、医保支付等各大领域，促进医疗机构和临床学科的健康发展，进一步加快 DRG 管理方法在我国的推广。

　　DRG 支付改革仍在快速推进，新的政策也层出不穷。限于时间和水平，本书在编著过程中难免有不完善之处，恳请广大读者和同仁多多包涵，提出建设性意见，以便在日后改善提高。

编　者

2021 年 7 月

目　录

第一章 DRG的起源

第一节 什么是DRG

疾病诊断相关分组（diagnosis related groups，DRG）起源于美国，20 世纪 60 年代末，美国耶鲁大学罗伯特·费特（Robert Fetter）教授及其团队开始了 DRG 的研制工作，并于 20 世纪 80 年代应用于美国老年医疗保险的支付制度改革，此后传入欧洲、澳大利亚及亚洲部分地区。近年来，我国在 DRG 领域也进行了诸多探索，并且利用 DRG 工具在医院管理和医保支付方面进行了很多尝试和应用。

一、DRG 理念

从美国到世界各地，DRG 支付改革在临床疾病付费方面表现出了显著成效，成为全球超过 40 多个国家医疗费用管理的主要支付方式。DRG 的理念是什么？为什么会得到这么多国家的青睐？为什么解决了这么多国家的难题？其实，DRG 在医疗管理领域应用广泛，很大程度在于它解决了医疗服务当中的一个实际问题，即"如何比较出医疗服务提供者的优劣以便做出适当的选择"。回答这个问题的核心困难在于：不同的医疗服务提供者之间收治患者的数量和类型不同，难以直接比较，医疗服务产出（治疗病例及治疗结局）类型众多，医疗服务产出划分不清楚，难以针对不同的"产品"进行绩效控制和定价。人们开始探索在较"宽"的口径下进行医疗结果的比较，即将临床过程相似和/或资源消耗相近的病例归为一类，然后进行比较分析。接下来，人们想到不同类之间的病例能否进行比较的问题，"病例组合"（case-mix）的概念应运而生。DRG 是众多"病例组合"中的一种,也是应用管理领域的"病例组合"中最为著名的一种。DRG 以划分医疗服务产出为目标,符合医疗服务管理的需要。从方法层面上讲,不同"病例组合"之间的区别,主要是分类理念和方法的差异。DRG 的基本理念是:疾病类型不同,应该区分开;同类病例但治疗方式不同,亦应区分开;同类病例同类治疗方式,但病例个体特征不同,还应区分开。

为了实现上述分组的理念,疾病类型通过疾病的"诊断"来辨别,治疗方式通过"操作和手术"来区分,病例个体特征则利用病例的年龄、性别、出生体重(新生儿病例)等变量来反映。由于 DRG 病例数和类型众多,DRG 的分类过程需要借助计算机来完成,而使用计算机需要对疾病的诊断和操作进行编码。于是,DRG 系统通常需要以"国际疾病分类"(ICD)编码为基础。国际疾病分类(ICD)编码介绍详见第五章。DRG 分组需要的信息采集从病案首页提取,病案首页相关介绍详见第四章。

二、基本概念

DRG 是用于衡量医疗服务质量效率以及进行医保支付的一个重要工具。DRG 实质上是一种病例组合分类方案,即综合考虑每个病例的主要诊断、附加诊断、手术操作、并发症、年龄、入院情况、出院转归和资源消耗等诸多因素,对病例进行分类组合,形成若干个 DRG,每一组有较高的同质性,有相近的卫生资源消耗。

疾病诊断相关分组预付费制度(DRG-PPS)是对各疾病诊断相关分组制定支付标准,预付医疗费用的付费方式。在 DRG 付费方式下,依诊断、治疗手段和患者特征的不同,每个病例会对应进入不同的诊断相关分组。在此基础上,保险机构不再是按照患者在院的实际费用(即按服务项目)支付给医疗机构,而是按照病例所进入的诊断相关分组的付费标准进行支付。

DRG 分组原则包括逐层细化、大类概括;疾病诊断、手术或操作临床过程相似,资源消耗相近;临床经验与数据验证相结合;兼顾医保支付的管理要求和医疗服务的实际需要。

医保 DRG 付费目标是实现医-保-患三方共赢。通过 DRG 付费,医保基金不超支,使用效率更加高效,对医疗机构和医保患者的管理更加精准;医院方面诊疗行为更加规范,医疗支出得到合理补偿,医疗技术得到充分发展;患者方面享受高质量的医疗服务,减轻疾病经济负担,同时结算方式也更加便捷。

三、DRG 的应用

从本质上讲,DRG 既能用于支付管理,又能用于预算管理,还能用于质量管理,是一套"医疗管理的工具"。从内容上来讲,DRG 包括概念、意义、重要指标、指标的计算、数据整理、指标评价应用等。从应用上来讲,DRG 需要临床/病案的基础知识、系统的运营知识、敏锐的市场观察力、深度解读政策的能力及近乎强迫的执行能力。DRG 的应用和推广对国家来说可以更科学地评价医疗服务绩效,有效提升医疗服务提供者医疗服务产出之间的可比性;对医院管理者来说,可以指导发展思路,在大数据支持下公开透明地参与竞争;对科室管理者来说,可以相对公平地衡量、比较医生的工作能效,还可以对合理收治患者、合理收费方面进行有效评价;对临床医务人员(患者管理者)来说,可以获得明确的成本费用指导和个人发展方向的指引;对患者来说,可以获得更好的就医感受和更优质的治疗。

随着我国老龄化时代的到来,医疗保险短期收支平衡和长期收支平衡难以保持,国家引进 DRG 这一管理工具,开始 DRG 支付方式改革,替代目前使用的按项目付费,通过统一的疾病诊断分类定额支付标准,达到医疗资源的利用标准化,激励医院加强医疗质量管理,迫使主动降低成本,缩短住院天数,减少诱导性医疗费用支付,有利于费用控制;促使病案首页的规范填写、病历完整书写和临床路径的真正落实;能够使医、保、患三方达成共识,各自利益最大化,从而使医保管理部门和医疗机构实现医保购买谈判、财务收支平衡,调动广大医务人员的积极性,优化临床路径,规范诊疗行为,提高服务效率,促进医疗卫生事业可持续发展。

第二节　DRG 的国外发展历程

一、DRG 在国外的起源

美国政府在肯尼迪总统的倡导下,从 1965 年起向部分国民提供健康保健补贴,即老年医疗保险(Medicare)基金和面向穷人的医疗救助(Medicaid)基金,这一举动为美国社会福利事业带来了福音。美国老年医疗保险建立之初,采用的是按服务项目付费的事后补偿方式,但这种补偿方式带来了老年医疗保险支出的连年急剧上涨,从 1967 年的每年 30 亿美元上涨到 1983 年的每年 370 亿美元,平均每年增长 17%,老年医疗保险开始出现偿付危机。医疗费用的上涨速度大大超过了美国国内生产总值(GDP)的增长速度,在这种情况下,美国政府1984 年开始实施基于诊断相关分组预付费制度(diagnosis related groups-prospective payment system,DRG-PPS),以向医疗服务"产品"付费的预付制度代替了向医疗服务项目付费的后付制度,对同一诊断组中的每个住院病例按固定偿付额(flat rate)支付,由医疗照护与医疗救助服务中心(Centers for Medicare & Medicaid Services,CMS)负责实施。由此,美国成为世界上第一个实行 DRG 付费制度的国家。

二、DRG 在美国的发展

美国的 DRG 在不断地升级。1967 年美国耶鲁大学的管理学教授罗伯特·费特和护理学教授约翰·汤普森(John Thompson)为了创建一种医院管理工具,开展了相似临床患者使用相似医疗资源的分组研究,真正开启了美国 DRG 研究。

第一阶段:医疗保险 DRG(medicare DRG)。

第一代 DRG 系统由美国耶鲁大学费特及其专家组于 1976 年开发,包含了54 个主要诊断分类(major diagnostic category, MDC),333 个 DRG 组,命名为Yale-DRG。耶鲁团队先是从临床过程较为简单、单一的疾病(如自然分娩和剖宫产)入手,研究分类组合的方法,再拓展到其他类型的疾病,最后形成了覆盖所有疾病和操作的完整 DRG 系统,此时期的 DRG 系统主要以病例费用和住院时间在统计学上的差别为节点。

20 世纪 70 年代末,Yale-DRG 在美国新泽西州的支付制度试点改革中应用,随后进行了改版。在改版过程中,DRG 在编码系统和分组规则上都进行了比较大的调整,尤其是团队中加入了临床医生后,使改版后的 DRG 在"临床可接受性"方面大大提升,之后的 DRG 版本一直沿用兼顾临床的过程和资源消耗的模式。

第二阶段:改良 DRG(refined DRG)。

1981 年,美国联邦政府机构卫生保健筹资管理局(Health Care Financing Administration,HCFA)发现,近年来医疗资源消耗快速增长的原因可能是医疗保险 DRG 中的并发症与合并症。因此,美国国家卫生财政管理局便开始与耶鲁大学卫生系统管理组织商量解决对策,对并发症与合并症进行了修改。

主管医疗保险的 HCFA 将 1983 年 10 月 1 日实施的 DRG 版本称为

HCFA-DRG 2.0 版,包含 23 个 MDC 和 470 个 DRG 组,并于 1983 年全面应用于医疗保险住院预付系统中,之后几乎每年更新一版。从 2001 年 7 月起,HCFA 改名为医疗保险和医疗补助服务中心(Centers for Medicare & Medicaid Service,CMS),故而从 2001 年 10 月 1 日起实施的 DRG 版本称为 CMS-DRG 19.0 版。DRG-PPS 实施后,控制医疗住院费用过快增长取得一定成效,老年医疗保险的住院总费用从 1983 年的 18.5% 降至 1990 年的 5.7%,平均住院天数从 1980 年的 10.4 天降至 1990 年的 8.7 天。

第三阶段:全患者 DRG(all patient DRG,AP-DRG)。

全患者 DRG 在 1987 年由纽约州卫生部和美国最大的为卫生机构提供高级软件和信息服务的 3M 卫生信息系统合作完成,对 DRG 最初几年实施过程中技术上的错误和遗漏提出了修改方案。第三代 DRG 的分类主要考虑了下面 8 个因素:主要诊断、附加诊断、主要手术、重要的合并症和并发症、年龄(以 17 岁区别成年人和未成年人)、新生儿体重、昏迷时间、是否死亡。疾病诊断分组增加到 785 个,并停止使用了部分分组,实际最终共有 641 个单病种分组。1988 年 9 月公布了第三代 DRG,美国政府于 1995 年 1 月 1 日宣布医疗保险按第三代 DRG 第 12 版(共 641 个 DRG)方案支付住院费用。

第四阶段:严重程度 DRG(severity DRG)。

美国国家卫生财政管理局于 1993 年对医疗保险 DRG 中的并发症和合并症目录进行了又一次评估和修正。基于大量医学数据,严重程度 DRG 排除了新生儿、妊娠和小儿相关的 DRG 病例组合,并将合并症与并发症的附加诊断分为三类,即重度合并症与并发症、无主要合并症与并发症和无合并症与并发症。总之,严重程度 DRG 对患者进行分组时,需要从合并症和并发症方面描述患者的健康状况,进而弥补前几代 DRG 病例分组的不足。第四代严重程度 DRG 共划分为 652 个 DRG。从 2007 年 10 月 1 日起,由于 DRG 将并发症和合并症划分得更细,故而当时的版本又更名为以疾病严重性分组的 MS-DRG(Medicare Severity DRG)25.0 版。

Medicare DRG 主要用于医疗保险和医疗补助的住院服务。2015 年版的 MS-DRG 包含 26 个 MDC,753 个 DRG,将疾病严重程度引入分组,使得 DRG 分组的数量成倍增长。2017 年美国 DRG 包含 25 个 MDC,757 个 DRG。从 2019 年 10 月 1 日至 2020 年 9 月 30 日使用的版本称为 MS-DRG 37.0 版。

第五阶段:改良的全患者 DRG(all patient refined DRG,APR-DRG)。

改良的全患者 DRG 是以全患者 DRG 为基础研制出来的,取消了全患者

DRG 原有的年龄、并发症和合并症分组,用疾病严重状况和死亡风险进行了替代,弥补先前很多无并发症和合并症诊断患者分组的不足。疾病严重程度和死亡风险程度都包含非常严重、严重、中度严重和轻微严重四个次级组合,相比之前四代 DRG,改良的全患者 DRG 考虑了手术与否、第一诊断、第二诊断和年龄之间的相互作用。APR-DRG 最终共计得出 1 350 个疾病分组,并于 1998 年正式应用于美国老年保险事业中,并每两年修改一次。

第六阶段:改良的国际化 DRG(international refined DRG)。

随着 DRG 在越来越多国家的广泛使用,不同国家采用的疾病分类编码也不同,既有 ICD-10,又有 ICD-9,各个国家之间便无法进行 DRG 比较。为此,美国 3M 卫生信息系统基于 AP-DRG 和 APR-DRG,成功研发了第六代改良的国际化 DRG,即"国际化的单病种分组系统"。该 DRG 系统下每个国家可以使用自己的疾病诊断编码,与此同时,改良的国际化 DRG 中的疾病严重程度调节系统又可以合理调节每个国家的疾病诊断编码,从而能够满足每个国家自身需要并同时进行各个国家之间的比较。改良化的国际化 DRG 包含 330 个基础的疾病分组,基于疾病严重程度,每个基础组又进行细分,最终形成 992 个 DRG。此外,改良版国际化 DRG 最大的一个优势是自身能够进行内部修改,同时还被应用于很多其他方面,包括统计报告、决策的自动支持、临床试验、决定患者直接护理的方案、补助资金的计算和基准的计算。

美国 DRG 发展过程中主要分为美国老年人医疗保险 DRG 和 APR-DRG,前者是专门为美国老年人医疗保险设计;后者由美国康涅狄格州瓦林福德市的 3M 健康信息系统和美国儿童医院及相关机构协会创建并发展而来,更适用于产科、儿科和新生儿科。

在美国应用 DRG 的成功示范下,DRG 被逐步推广到了澳大利亚和欧洲(法国、德国、英国、荷兰、奥地利等)。1997 年在美国 DRG 的基础上,瑞典、丹麦、挪威、芬兰、冰岛 5 国形成了北欧 DRG。一些亚洲国家如日本、韩国、新加坡、泰国以及部分南美洲、非洲国家如墨西哥、巴西和南非等也陆续引进 DRG。

三、DRG 在德国的发展

德国是世界上第一个以立法实施社会保障制度的国家,大约 90% 参保者的医疗保险费用由社会医疗保险(social health insurance,SHI)支付。医疗服务主要由公立医院和非营利医院提供,医疗服务和医保制度与我国相似。

在支付方式改革之前,德国一直采用后付制。20世纪70～90年代实施了总额预算制度。1993年德国制定了《卫生保健法案》,开始强制实施总额预付制,医保支付方式由后付制转变为以总额预付为主的预付制。为促进精确、透明、公平地评价医院的服务数量和质量,提升医院服务的规范性、透明度和效率,缩小同一疾病治疗费用的差异,同时适度控制住院天数和医院床位并减缓医疗费用上涨,德国于2000年选定以澳大利亚系统AR-DRG为德国DRG的版本,引入并建立G-DRG(German diagnosis-related group)医院偿付系统作为现行最主要的医院支付方式。2000年德国颁布《法定健康保险改革法案》,要求从2003年1月1日起,使用按疾病诊断相关分组支付体系支付患者住院费用,随后成立了由社会医疗保险协会、商业医疗保险协会和医院协会共同负责运行的"医院偿付系统研究中心"(DRG研究中心)。这为德国DRG的推行铺平了道路。目前德国住院结算98%都是按照DRG支付,医院财务收入中85%按照DRG支付,是国际上医院支付中基于DRG支付份额最高的国家之一。

德国明确提出推行G-DRG经历一段过渡期,可以分为准备阶段、试点和过渡阶段以及全面实施阶段。

(一)第一阶段:准备阶段(2000～2003年)

1.选择适合德国应用的DRG系统,成立DRG研究中心　2000年6月,德国在澳大利亚AR-DRG的基础上进行调整。选择AR-DRG的理由是该分类系统非常现代化、透明度足够、分类符合实际、有利给付,与德国实施DRG的需求比较匹配。G-DRG相关的疾病诊断编码和医疗操作编码工作由德国医学文献和信息研究所(Deutsche Institut für Medizinische Dokumentation und Information,DIMDI)承担,每年发布ICD-10编码(德国修订版)(简称ICD-10-GM)及手术和操作编码(operationen-und prozeduren-schlüssel,OPS)目录。同时,由法定医疗保险协会、商业医疗保险协会和德国医院协会共同建立的德国医院补偿研究所(Institut fürdas Entgeltsystem im Krankenhaus, InEK,简称DRG研究中心)发布更新G-DRG目录,确定DRG分组规则和权重,负责开发和维护德国医院的补偿体系。DRG研究中心专门进行DRG的改革与开发工作,其主要工作除建立一套确定DRG疾病组别及相关编码的规则外,还建立了疾病和费用数据库,每年对G-DRG体系进行更新与深度开发,如调整分类体系,测算相对成本权重,测算DRG的基础费率,更新维护加收费用、扣减费用和其他额外费用,处理诊疗新技术申请,以及处理结构性对话提议等。2002年底,德国完成了G-DRG(第1版),并且收集了大约100家医院的成本数据作为样本,计算成本权重。

2.数据采集和成本测算 InEK的主要职责之一就是对数据的收集与处理工作。数据收集主要包括临床数据、成本数据与样本规模三大板块。临床数据主要用于诊断分类系统和程序分类系统,由InEK的数据中心收集汇总后提交给DIMDI进行诊断和程序编码。成本数据主要来源于本国,但需要进行标准成本核算。德国的样本规模是基于全国医疗机构就诊患者的统计数据,因此数据的真实性与可靠性较强。为了保障患者的隐私与防止医疗机构根据InEK的数据选择患者,数据中心提交给InEK的数据需要匿名,最终医院的DRG统计基本数据(患者人数、住院天数及分组等)由联邦统计局进行发布。

另外,德国还成立了医疗审查委员会(Der Medizinische Dienst der Krankenversicherung,MDK),专门负责对医疗费用的独立审查,其评审意见可作为付费的参考。在编码层面,德国DRG相关的编码工作,在多数医院是由医师或专业编码人员来做。每一家医院皆设有负责编码的正确性及优化的医疗控制中心,医疗控制中心同时也负责在专业审查过程与MDK联络。

德国DRG支付制度改革一个很重要的经验就是数据基础建设。DRG的开发依靠信息、能力、政策工具等多项基础条件,而可得、及时、准确的成本及临床、病案等数据基础是改革成功的决定因素之一。好的数据基础需要花时间来构建。一些国家希望在一个月之内就建成DRG体系,但实际上构建DRG系统是非常复杂的一项工程。在美国,DRG系统的建立花了15年的时间,先在部分州作为试点,逐步扩大并完善。准确的数据是合理定价的基础,以马里兰州为例,在数据逐步完善的情况下,花了4~5年之后才确定费率。

另外,DRG系统本身的持续进化和更新还需要大量数据的积累,以更好地实现对于病种分类的不断改进,对于严重程度的评价与监督,以及对于存在变异性很大数据规律性的总结与验证等。

2000年,InEK成立后,基于DRG分组数据库和成本数据,研究中心全权负责DRG成本标准的确定,德国从国家层面制定了医院成本核算规范,明确规定了成本类型及分摊方法。G-DRG体系采用自下而上的作业成本法进行成本核算,以确定病例成本。首先将间接成本中心分摊到直接成本中心,再根据患者治疗期间的实际服务量自下而上进行分摊,求出患者每类型医疗服务的实际成本,最后将患者各类型医疗服务成本进行汇总获得患者成本,进而求得每组的权重。

研究中心确定了DRG成本核算模型,模型中的关键参数包括DRG权重、平均住院天数和基础付费标准。2003年,德国基于DRG成本核算模型和相关数据信息制定了664个DRG的成本标准。2007年,采用同种病种成本标准一致的原则,德国开始在全国范围内实施统一的DRG成本核算。

3. 在德国全国范围内推行统一的疾病编码与DRG编码体系　DRG编码是DRG支付体系的核心。《健康保险改革法案》明确规定在德国范围内推行统一的DRG编码。德国DRG的官方编码工作主要由DIMDI完成。2001年5月出版第1版编码规则,并每年进行更新。诊断编码以世界卫生组织的国际疾病分类代码第10版(ICD-10)为基础,再依德国需要进行修改,形成的ICD-10-GM手术和处置编码则为德国自行发展的手术和程序编码(OPS)。DRG编码是在疾病分类ICD-10-GM基础上,结合OPS,得到主诊断(MDC),再根据的患者临床复杂水平(patient clinical complexity level,PCCL),将MDC和PCCL结合,从而得到不同病例组合,即DRG。其中,PCCL根据患者并发症和合并症的发病状况分为5级,0级表示无并发症或合并症,而4级表示具有非常严重的并发症或合并症。DRG编码指南是德国编码指引,为了将住院期间疾病与治疗的文件标准化。编码指南实施的目的在于计算医疗费用,与就诊患者的临床疾病类型与病史无关。

(二)第二阶段:试点和过渡阶段(2003～2009年)

2003年,德国从全国2000多个医院中选择750个医院作为试点医院,自愿实施DRG偿付系统;2004年,德国全境强制采用G-DRG系统;2005～2006年,医院实施基于DRG定价的预算计划;2007年,德国所有的医院实施统一的G-DRG费用偿付制度。另外,德国政府于2005年起开始向公众公布基于G-DRG付费的医院质量评估报告。2007年,采用同种病种成本标准一致的原则,德国开始在全国范围内实施统一的DRG成本核算。如果按照基础费率的变动趋势来划分,2003～2009年还可以区分为两个阶段。

1. 预算中性阶段(2003～2004年)　各医院实行不同基础费率。2003年采用医院自愿参加DRG制度,2004年全国强制采用G-DRG系统。这个阶段的特点是每个医院的基础费率不同,依据上一年医院实际预算计算得出。由于整体上采取预算中立的策略,所以这一阶段一定有所谓的“DRG赢家”和“DRG输家”的出现。

2. 全州基础费率整合阶段(2005～2009年)　2005年,州内各医院有其各自的基础费率,德国通过谈判确定了州基础费率(basic rate,BR)。州基础费率是所有医院的基础费率的衡量标准。从2005年起,每个医院的特定基础费率要逐年向全国基础费率靠拢,直到州达到同一费率标准。例如,原本高成本医院,2005 年基础费率降低 15%,2006 年降低 35%,2007 年降低 55%,以此类推,直到 2009 年达到州基础费率。反之,低成本医院也是如此。这种基础费率趋同的方式,使高成本医院面临巨大压力被迫主动降低成本。为使改革更易于接受,德国有一个医院预算的上限调整率,最初在 2005 年(与 2004 年相比)为 1%,2009 年(与 2008 年相比)增加到 3%。因此,并非所有特定基础费率高的医院都在 2009 年之前达到了州基础费率水平。2010 年实施全州统一基础费率,但不同州之间的差别仍然很大。德国的基础费率逐步趋于统一的过程见图 1-1。

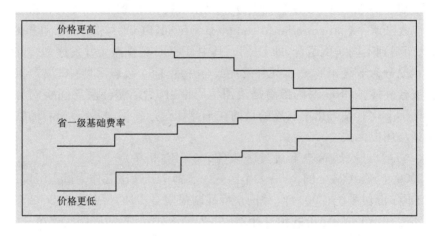

图 1-1　2003～2009 德国 G-DRG 基础费率趋于统一的过程

(三)第三阶段:全面实施阶段(2010 至今)

德国每年都对 G-DRG 进行修改,更新疾病诊断编码和操作编码,探索尝试不同的实施模式,并且德国的疾病基金主要用于住院服务。InEK 每年根据自愿使用 G-DRG 的医院的数据重新计算支付和额外费用。例如,2010 年收集了 253 家医院的数据,进行筛选后,最终选取 225 家医院的数据,包含入院人次 330 万,约占总入院人次的 19%。

四、DRG 在澳大利亚的发展

澳大利亚从 1984 年 2 月开始实行一种称为"国家医疗照顾制"的全民医疗保险计划。根据这一计划,所有的澳大利亚居民都可免费享受医院医疗服务,患者在公立医院的费用都无须自己支付。因公立医院的绝大部分经费来源于州政府的拨款,加重了国家负担。因此,作为一项重大改革,澳大利亚于1988年开始引进DRG,用于医院内部及院际评估。1991年,成立澳大利亚病例组合临床委员会(ACCC),统筹病例组合方案的研究。1988~1993年,联邦政府投资2 930万澳元支持相关的研究,以美国的AP-DRG为基础,产生了具有澳大利亚特色的疾病诊断相关分组(Australia national DRG,AN-DRG)。1992年,又研制出具有527个DRG的AN-DRG 1.0版,并从当年7月1日起,全国实行按DRG和PPS对医院进行费用补偿。随着1992年7月首个AN-DRG颁布,DRG分类系统每年修订一次。1993年推出具有530个DRG的AN-DRG 2.0版;1995年又推出了增加到667个DRG的AN-DRG 3.0版。当澳大利亚决定采用疾病和有关健康问题国际统计分类法(ICD-10)和新的分类程序后,又对AN-DRG做了大范围的修订。1998年AN-DRG被更名为完善的澳大利亚改良版疾病诊断相关分组(Australia refined DRG,又称澳大利亚细化DRG),并规定每两年对分组方案进行修订。

2015年,AR-DRG 8.0版基于新的临床复杂性得分(episodeclinical complexity score,ECCS)估算核心疾病诊断相关分组(adjacent diagnosis related group,ADRG)中每个DRG版本,更好地认识到MDC和并发症对病例复杂性的影响,更能反映入院急性患者的实际成本。2017年AR-DRG 9.0版共有399个ADRG和803个DRG病例组合,致力于在第8版的基础上精简分类结构、完善临床复杂性模型并增加临床一致性。目前最新的版本是2019年推出的AR-DRG 10.0版。

五、DRG在法国的发展

1986年,法国建立信息自动处理系统(Groupes Homogènes de Malades,GHM),即法国DRG的前身,并将其用于一家自愿试点的公立医院。经过6年的准备,法国开始在各医院建立医疗信息中心(Département d'Information Médicale,DIM),专门负责医疗信息的工作。1994年,法国所有的医院基本上都建立了DIM。因为当时还处于试验阶段,收集到的医院数据不全且使用的数据有限。1996年,法国成立了国家成本研究(tude nationale des cots,ENC),收集35家自愿参加的公立医院的数据来计算GHM成本权重。2002年,扩大了试验范围,对精神病科的信息也进行收集。2004年,利用收集到的医院数据对其进行支付,并且开始采用预付费,至此法国才真正地将收集到的数据运用到支付领域中。法国从最初有 DRG 这个概念到成功实施且达到预定的效果,前后花了近 20 年的时间。

法国受美国 HCFA-DRG 的启发,建立了法国的 GHM 分类,其最重要的修改是将日间病例放入了一个单独的主要诊断分类。第 1 版 GHM 用于公立医院中除精神病、康复、长期照护之外的所有住院和日间病例。2009 年 1 月,法国推出具有革命性的 GHM 第 11 版。在此之前,法国的患者严重程度只有 1 个等级,而从第 11 版开始,根据患者的治疗方式和严重程度分为 4 个等级。因此,法国 DRG 组数量增加了近 3 倍。2009 年之后,由于新增元素不多,不足以改为第 12 版,因此从 2010 年至 2015 年,称为第 11 版 b 至 g 号。从 2016 年开始以年份来命名,即 2016 年版、2017 年版,也就是说,第 11 版一直沿用至今(表1-1)。在过渡期期间,法国 DRG 的价格制定由每个医院按照自己的历史成本计算出医院的"过渡系数",过渡系数旨在避免医院预算从一年到另一年发生巨大变化,并逐步过渡到一致。

表 1-1 1986~2009 年法国 GHM 版本发展情况

年份	DRG 版本	目的	应用
1986	HCFA-DRG	试验	用于自愿的公立医院的急症照护服务
1991	版本 1	描述医院活动	
1994	版本 2	描述医院活动	
1995	版本 3	描述医院活动	版本 1 至版本 5:用于公立医院的住院和日间病例,不包括精神病、康复和长期照护
1996	版本 4	医院预算分配	
1998	版本 5	医院预算分配	
2000	版本 6	医院预算分配	
2002	版本 7	医院预算分配	版本 6 至版本 11:用于公立医院和私立医院的住院和日间病例,不包括精神病、康复和长期照护
2004	版本 9	医院支付	
2006	版本 10	医院支付	
2009	版本 11	医院支付	

六、DRG 在日本的发展

日本是亚洲第一个引入西方社会医疗保险机制实行健康保险的国家。日本的国民医疗费自从 1999 年之后持续超过 30 万亿日元,2003 年达到31.5 万亿日元,占 GDP 的 8%。为了向国民提供优质的医疗服务,日本的医疗经济研究机构、健康保险联合会、日本医师会以及厚生劳动省分别开展了疾病诊断相关分组的研究工作。日本诊断群分类支付制度的发展经历了试点阶段(1998～2002年)和分阶段实施(2003年至今)两个阶段。

1998年11月日本厚生劳动省和所属的卫生经济与政策研究协会在10家国立医院开展了基于疾病诊断相关分组的按人次住院定额支付方式(日本版DRG-PPS)的试点工作。2003年,日本参考美国的支付体系,在另外的66家医院开展了疾病诊断相关分组研究,在试点基础上开发了具有日本特点的疾病诊断分组系统(diagnosis-procedure-combination,DPC)。美国DRG-PPS支付体系是将一个住院人次划分为一个服务单元进行核算,这使住院患者医疗服务质量难以得到保障。为了规避美国DRG-PPS支付体系的弊端,日本改进了医疗费用核算方法,采用按患者住院天数核算医疗费用的支付方式,目的在于避免出现预付制中医方有意缩短患者住院天数、减少服务项目等影响医疗服务质量的行为。

2003年4月开始在82家特定功能医院(相当于我国的三级甲等医院)实施在DPC基础上的医疗费用定额支付方式。2010年12月日本厚生劳动省将DPC制度内涵由疾病诊断相关分组拓展到疾病诊断相关分组/按床日定额支付制度(DPC/PDPS)。DPC/PDPS制度由医院自行决定是否实施,至2018年DPC/PDPS已有11版,实施医院达1 730家,包括4 955个诊断群分类,涵盖18个主要诊断。

七、DRG在韩国的发展

韩国在1963年12月通过了《医疗保险法案》,首次建立了医疗保障体系,并于1977年正式在拥有500名及以上雇员的大公司建立了医疗保险。1988年和1989年分别为农村居民和城镇居民建立医疗保险;1989年医疗保险基本覆盖了全体国民;2000年为了统一保险政策,韩国开始实施《国家医疗保险法》,并将分散的保险公司整合成全国统一的国民医疗保险公团(National Health Insurance Corporation,NHIC,后更为National Health Insurance System,NHIS);另外,两个机构受政府委托建立:国家卫生与福利部(Ministry of Health and Welfare,MO-HW)和医疗保险审核与评估机构(Health Insurance Review and Assessment,HIRA),由此韩国的医疗保障体系基本成形。

韩国国家健康保险始终处于财政赤字状态运行。基于美国耶鲁大学DRG的研究,韩国研制了预付制与补偿基本医疗成本相混合的DRG支付系统,并于

1997 年 2 月率先在 54 家医疗机构中进行试点，1998 年扩大到 132 家医疗机构，1999 年 2 月～2000 年 1 月共有 798 家医疗机构自愿加入试点。2013 年韩国政府对 7 个特定疾病组采用了强制性按 DRG 支付制度。原则上，韩国 DRG 由 23 个 MDC 和 1 个外科分区组成，其中 1 880 个被正式识别为 DRG。只有 7 个疾病类别中的 78 个 DRG 被用于支付费用，而剩余其他服务仍以按服务付费的方式提供。

韩国按 DRG 预付制根据住院时间把患者分为低于下限的患者、正常病例和高于上限的患者。对供方付费的费用大部分是预先确定的，只有一小部分是考虑实际成本后通过额外补贴和患者共同补偿。因此，韩国 DRG 为基础的支付方式是一种混合支付机制，把以成本为依据的补偿和预付制结合在一起，通常更具有效率。基本成本补偿和预付的混合支付不仅激励供方降低成本和整体医疗费用，减少患者住院时间，规范医疗行为，降低报销申请和处理所产生的管理成本，还缩小了不同医院因病种难易程度不同而造成的成本差异。同时，DRG 打包了部分国家医保目录未覆盖的医疗服务项目，减轻了患者自付费用负担。

第三节 DRG 的国内发展历程

一、DRG 在大陆的发展

北京是我国第一个成功开发并系统应用 DRG 的地区。早在 20 世纪 80 年代末，北京市医院管理研究所黄慧英等老一代专家就牵头组织北京地区 10 个大型医院开展 DRG 的研究。2004 年，北京市财政出资 130 万元支持以北京市医院管理研究所张修梅为顾问、北京大学附属第三医院胡牧为主要负责人的北京市 DRG-PPS 研究项目组，细致研究了美国 AP-DRG 和澳大利亚 AR-DRG 的分组原理和方法，并依据其思想分别设计了相应的 DRG 程序，分别利用不同程序对 12 所北京市三级医院 2002～2005 年发生的 70 万份病历数据进行试验性 DRG。结果显示，99.28% 的病例进入了澳大利亚 AR-DRG 的分组程序，说明北京市采用的样本病例更符合澳大利亚分组程序对病例数据的要求。

2006 年 11 月，课题组研发的北京市《国际疾病分类(ICD-10)临床版》《国际手术操作分类(ICD-9)临床版》《病案首页项目增补方案》等信息标准通过国家级专家评审。2007 年 1 月，北京市卫生局下发系列文件，在北京市二级及以上医院推广使用上述标准。

2007年7月,二级及以上医院完成出院患者调查表标准数据接口的调整,北京市卫生局统计信息中心开始按新标准收集医院"出院患者调查表及附页"数据。该数据库新增了病案首页附页的信息,使数据信息更加完备,能够满足DRG研究的需要。

2008年底,北京市对DRG的研究完成了从借鉴国际经验到本土化的蜕变,研发出了一个适合于中国医疗机构诊疗模式和北京本地病案信息环境的DRG分组器,命名为北京版疾病诊断相关分组(BJ-DRG),这是我国第一个本土化的DRG版本,为国内DRG工作的未来发展奠定了基础。BJ-DRG被北京市卫生局陆续应用于北京地区医院绩效评价、临床重点专科评价、城乡医院对口支援效果评价等工作,受到国家卫生部的高度评价。

2009年起,BJ-DRG被北京市卫生局用于对全市部分地区医院进行医疗服务绩效评价,从医疗服务能力、医疗服务效率、医疗安全三个维度进行评价分析,将DRG的有效占比、病例组合指数(case mix index,CMI)、效率指数、低风险组死亡等指标纳入总体考核指标体系,同时将保障DRG数据来源的病案首页质量纳入绩效考核指标,并创新性制定保持优势、弥补不足和引导发展的个性化DRG指标,通过评价学科发展均衡性以指导医院发展。经过连续3年的绩效考核,市属医院总体及相关临床专科的医疗能力在北京地区也逐年提高。

2011年,北京市人力资源和社会保障局启动DRG-PPS付费试点工作。北京成为全国首个使用DRG付费试点的城市,在6家三级甲等综合医院选择了108个DRG进行DRG医保付费试点工作,取得了较好效果,试点医院收治的患者难度有所增加,医疗资源消耗相对减少,患者个人负担有所减轻,医疗服务效率进一步提高,试点医院绩效管理水平有所提高,医保费用增长可控。相比按项目付费,DRG病组付费使医保基金支付额稳定,且费用异常高的病例所占比例在逐步减少。总体来看,6家医院DRG结算的病例住院费用得到了有效控制,且临床医生接受度高,医院、医生和医保间未出现明显对立情况。

2012年4月,DRG-PPS项目组被正式纳入北京市公共卫生信息中心(以下简称"信息中心")暨北京市医院管理研究所管理,对BJ-DRG分组器进行动态维护。经组织北京地区全行业专家论证,DRG组调整到751组,升级为2014版,并开发了医院绩效评价平台,提供卫生行政部门及医疗机构使用。

2010年2月,北京市卫生局在全国医管工作会议上介绍了应用BJ-DRG评价医院的经验,受到卫生部领导及全国同行的广泛关注。从 2011 年 9 月开始,当时的卫生部医管司先后组织培训,推广北京市 DRG 的管理经验,培训范围覆盖全国 32 个省(区、市)的 800 多家三级甲等医院。

2013 年,北京市卫生局牵头组建跨省(区、市)协作组,推广 DRG 管理方法。2015 年初,国家卫生计生委医政医管局指定信息中心作为国家 DRG 质控中心,开展全国 DRG 研究与推广工作。同年,以北京 DRG 方案为基础,在国内首次公开出版发行了《CN-DRG 分组方案(2014 版)》。信息中心承担国家 DRG 质控中心职能,并向全国推广 DRG。2015 年,国家 DRG 质控中心网站开始运行,省级 DRG 住院医疗服务绩效评价平台(试用版)启动,为各省(区、市)卫生计生委提供经验交流与业务培训。2016 版 DRG 分组方案调整到 782 组。2018 年,基于临床实践反馈的问题与不合理的地方进行调整,不断接近临床实际,将 CN-DRG 调整到 804 组。

二、DRG 在台湾地区的发展

中国台湾地区自 1995 年 3 月开办全民健康保险制度,推行初期采用按量计酬方式来支付医疗费用,但随着医保覆盖人数增加、地区人口老化、高端医疗技术的引进等,医保医疗费用支出逐年增高,并于 1998 年出现医疗给付及行政支出与医疗保险费用收支不平衡的情况,医保财政资金缺口不仅越来越大且情况日益恶化,台湾健保署为解决医疗费用收支不平衡与抑制医疗费用快速增长的趋势,于 1999 年开始拟实施以病例组合为分类基础的台湾版疾病诊断相关分组支付制度。

第 1 版台湾 DRG 住院病例组合以美国 AP-DRG 为蓝本,但因 3M 版权问题,经专家学者讨论后,决定以美国 CMS(HCFA)-DRG 第 18 版为分类基础架构,再针对医疗性质进行本土化调整,发展出符合现况的台湾版疾病诊断相关分组(Tw-DRG),并于 2002 年 4 月公开第 1 版 Tw-DRG 住院病例组合(共计 25 个 MDC、499 个 DRG),供医疗卫生领域参考使用,并同时将参照第 1 版分类结果,应用于医保费用支付参考。经实际运用后发现部分 Tw-DRG 费用变异较大,因此针对第 1 版变异数(coefficient of variation,CV)超过 100 的 DRG 病组群组,邀请公卫学者、临床专业医师、疾病分类专家、医界代表共同组成"全民健保住院病例组合规划工作团队",依病例特性适度分类。健保署以第 1 版为基础,参考临床专业意见,配合医疗费用统计分析后,拟订第 2 版 DRG 支付原则草案及分类架构草案,并于 2004 年 10 月公布第 2 版 Tw-DRG,第 2 版总计有976个DRG。第2版运行半年后,参考医界适用意见后拟定第3版,于2006年1月公布第3版DRG草案(含969个DRG)及支付标准草案,排除了MDC19(精神疾病)、MDC20(酒精/药物使用与酒精/药物引起器质性心理障碍的精神科案件)、主要诊断为癌症、主要或次要诊断为艾滋病、先天性凝血因子异常、卫生署公告的罕见疾病案件、住院日超过30日的病例。台湾地区不同版本DRG各MDC的DRG组数见表1-2。

表1-2　台湾地区不同版本DRG各MDC的DRG组数

MDC	中文名称	英文名称	DRG 组数		
			第1版	第2版	第3版
1	神经系统疾病	nervose system	36	87	87
2	眼疾病	eye	13	32	32
3	耳鼻喉及口腔疾病	ear, nose, mouth and throat	32	50	50
4	呼吸系统疾病	respiratory system	29	82	82
5	循环系统疾病	circulatory system	44	95	95
6	消化系统疾病	digestive system	40	99	99
7	肝胆胰疾病	hepatobiliary and pancreas	20	26	26
8	骨骼、肌肉系统及结缔组织疾病	musculoskeletal connective tissue	54	107	107
9	皮肤、皮下组织及乳腺疾病	skin, subcutaneous and breast	28	41	39
10	内分泌、营养及新陈代谢疾病	endocrine, nutritional and metabolic	17	35	35
11	肾及尿道疾病	kidney and the urinary tract	32	42	44
12	男性生殖系统疾病	male reproductive system	18	29	29
13	女性生殖系统疾病	female reproductive system	16	29	29
14	妊娠、生产与产褥期	pregnancy, childbrith and pueroerium	16	32	32

续表

MDC	中文名称	英文名称	DRG 组数		
			第 1 版	第 2 版	第 3 版
15	新生儿与其他伴随围产期疾病的新生儿	newborns and other neonates with conditoins	8	19	19
16	血液、造血器官及免疫疾病	blood and blood forming organs and immunologoical	8	26	26
17	骨髓增生性疾病或分化不明肿瘤	myeloproliferative, poorly differentiated neoplasm	18	17	17
18	传染病、寄生虫病	infectious and parasitic disease	9	20	20
19	精神疾病与功能障碍	mental disease and disorder	9	0	0
20	物质使用或诱发器质性精神病	alcohol/drugs use and induced organic mental	4	0	0
21	损伤、中毒与药品毒性作用	injuries, poisonings and toxic effecys of drugs	17	28	28
22	烧伤	burns	8	31	31
23	影响健康因素及其他就医情况	influencing health status and other contacts	7	12	12
24	多重外伤	multiple significant trauma	4	8	8
25	HIV 感染	human immunodeficiency virus infections	3	7	0
All	手术与主要诊断不相关者	all MDC	3	10	10
Pre	耗费大量医疗资源的手术	pre MDC	6	12	12
合计			499	976	969

　　至 2007 年 2 月,健保署公告 Tw-DRG 的实施方案,原拟订于 2008 年 1 月 1 日开始实施,但因多重因素而暂缓实施,其间持续修改 Tw-DRG 的项目类别,并通过持续不断的协商与讨论,于 2010 年 1 月 1 日以 2001 年版 ICD-9-CM 为

分类基础正式实施 Tw-DRG 支付制度,原预计五年逐步全面实施 Tw-DRG,但由于台湾地区医疗卫生领域对 DRG 应用于医保付费仍有诸多疑虑,从 2010 年至今 Tw-DRG 实施至第二阶段仅 405 组(表 1-3)。对于各界修订意见,健保署持续进行搜集、检讨与修正,并设置申诉专线及信箱,实时响应及处理医院、医师及民众申诉意见及建议,以期维护三方权益。

表 1-3　Tw-DRG 实施进程

实施阶段	时间	DRG 或 MDC 项目
第一阶段	2010.1.1	168 项 DRG
第二阶段	2014.7.1	MDC 5、8、12、13、14 共 237 项(包含循环系统疾病、骨骼肌肉与结缔组织疾病、男性生殖系统疾病、女性生殖系统疾病、妊娠/生产与产褥期)
第三阶段	暂缓实施	MDC 2、3、6、7、9、10(包含眼疾病、耳鼻喉及口腔疾病、消化系统疾病、肝胆胰疾病、皮肤/皮下组织及乳腺疾病、内分泌/营养与新陈代谢疾病)
第四阶段	暂缓实施	PRE MDC、MDC 4、11、17、23、24(包含呼吸系统疾病、肾与尿道系统疾病、骨髓增生性疾病及分化不明肿瘤、影响健康因素及其他就医情况、多重外伤)
第五阶段	暂缓实施	MDC 1、15、16、18、21、22(包含神经系统疾病、新生儿与其他伴随围产期疾病的新生儿、血液/造血器官及免疫疾病、传染病与寄生虫病、损伤/中毒与药品毒性作用、烧伤)

(一)Tw-DRG 支付标准

以台湾地区现行 3.4 版 Tw-DRG 为例,支付原则重点如下:

1.各 Tw-DRG 点值计算方式,依全民健康保险会年度总额协商结果办理。

2.各 TW-DRG 权重(RW)、几何平均住院日、医疗服务点数上限临界点、医疗服务点数下限临界点及标准给付额(SPR),由保险人每年年底依前一年医疗服务点数计算,并于次年适用。

3.各病例依全民健康保险住院诊断关联群分类表认定 Tw-DRG 后,依下列原则计算 Tw-DRG 支付点数:

(1)实际医疗服务点数低于下限临界点者,应核实申报。

(2)实际医疗服务点数在上、下限临界点范围内者,计算公式如下:

1)Tw-DRG 支付定额＝RW×SPR×(1＋基本诊疗加成率＋儿童加成率＋CMI加成率＋山地离岛地区医院加成率)。

2)基本诊疗加成率:依医疗机构与保险人签定合约之特约类别:①医学中心,加成率7.1%。②区域医院,加成率6.1%。③地区医院,加成率5.0%。

3)儿童加成率:

MDC15:年龄<6 个月者为 23%;6 个月≤年龄<2 岁者为 9%;2 岁≤年龄≤6 岁者为 10%。

非 MDC15:

内科系 Tw-DRG:年龄<6 个月者为 91%;6 个月≤年龄<2 岁者为 23%;2 岁≤年龄≤6 岁者为 15%。

外科系 Tw-DRG:年龄<6 个月者为 66%;6 个月≤年龄<2 岁者为 21%;2 岁≤年龄≤6 岁者为 10%。

病例组合指数(CMI)加成率:各医院依据保险人公布的 CMI 值及下列数据加成。若 1.1<CMI≤1.2 者,加成 1%;1.2<CMI≤1.3 者,加成 2%;CMI 值>1.3 者,加成 3%。各医院 CMI 值依各医院全部住院案件(不含精神病、入住 RCW 及一般病房呼吸器依赖患者)为基础计算,由保险人每年年底公布,依前一年医疗服务点数计算结果,并于次年适用。变更负责医师或权属别的医院须向本保险分区申请同意后比照原医事机构代号的 CMI 值,资料统计期间新设立医院不得申请比照事宜。

山地离岛地区的医院加成率:2%。

(3)实际医疗服务点数高于点数上限临界点者,计算方式如下:

1)年龄小于 18 岁的先天性疾病病案,超过上限临界点的实际医疗服务点数全数支付。

2)非本项第 1 点病例,按第(2)项原则计算的金额,加上超过上限临界点部分的 80% 支付,即 Tw-DRG 支付定额＋(实际医疗服务点数－医疗服务点数上限临界点)×80%;实际医疗服点数高于点数上限临界点,且 Tw-DRG 支付定额高于上限临界点但低于实际医疗服务点数的病例,上限临界点以 Tw-DRG 支付定额计算;实际医疗服点数高于点数上限临界点,Tw-DRG 支付定额高于实际医疗服务点数的病例,不得计算超过上限临界点支付数。

(4)一般自动出院或转院病例,若其住院日数小于该 Tw-DRG 几何平均住院日且实际医疗服务点数介于上下限临界点范围内者,依前述(2)公式计算的 Tw-DRG 支付定额,除以该 Tw-DRG 几何平均住院日数,论日支付。

(5)死亡及病危自动出院病案,依前述(1)至(3)项计算。

(6)下列项目另行核实申报不含于 DRG 支付点数,其点数亦不得计入实际医疗服务点数计算。

1)生产 DRG 的权重仅计算当次产妇及一人次新生儿费用,新生儿如为双胞胎,须另计一人次新生儿费(多胞胎类推)。

2)同次住院期间安胎费用不并入生产相关 DRG,依所属 MDC 导入时按其适当 DRG 申报和支付。

3)次要诊断为癌症及分化不明肿瘤的病案核实申报的化疗、放疗费用,应符合下列三项要求:①次要诊断为癌症或分化不明肿瘤。②处置码包括化疗(化疗注射剂需编处置码)、荷尔蒙注射疗法(荷尔蒙注射疗法需编处置码)或放疗。③核实申报项目:化疗的核实申报项目为支付标准代码 37005B、37025B、37031B～37041B,或个案使用的化疗药品。放疗的核实申报项目为支付标准代码 36001B～36015B、36018B～36021C、37006B～37019B、37026B、37030B、37046B。

4)使用呼吸器的病案核实申报的呼吸器费用,应符合下列两项要求:①处置码包含使用呼吸器。②核实申报项目为支付标准代码 57001B～57002B、57023B。

5)施行洗肾的病案核实申报的洗肾费用,应符合下列两项要求:①处置码包含洗肾。②核实申报项目为支付标准代码 58001C。

6)生物制剂。

(二)Tw-DRG 品质监测

健保署为了确保民众的就医质量,自 2010 年正式实施 Tw-DRG 支付制度后,开始监测各医院的各项 DRG 医疗服务质量指标,并基于医疗质量信息公开的精神,在健保署医疗品质资讯公开网公布了 3 项 DRG 相关的质量监测指标(表 1-4),让就医民众可清楚了解医院 DRG 项目的照护质量情况。

表1-4　DRG 相关的质量监测指标

指标名称	指标定义	说明
DRG 的案件14日内再住院率	分子:分母出院案件中,距离出院日 0～14 日内再次住院的案件数 分母:住院 DRG 案件的出院案件数	避免医院为节省成本,导致患者权益受影响,而降低医疗服务质量
DRG 的案件3日内再急诊率	分子:分母出院案件中,距离出院日 0～3 日内再次急诊的案件数 分母:住院 DRG 案件的出院案件数	避免医院为节省成本,导致患者权益受影响,而降低医疗服务质量
DRG 的案件转出率	分子:分母案件中,转归代码符合"6 转院"案件 分母:住院 DRG 案件的案件数	保险人为保障民众权益,避免医院为减少医疗成本提前让患者转院,对提早转院个案,会依其住院日数及医院提供的医疗服务是否合理有不同的支付

注:指标资料统计区间以季为单位,计算公式为(分子/分母)×100%。

三、大陆各 DRG 版本对比

大陆 DRG 进程的快速推进,在几年内形成了多个 DRG 版本,各版本对比情况见表 1-5。

表1-5　大陆各 DRG 版本对比情况

版本	开发部门	应用时间	组数（ADRG/DRG）	应用范围	版本特点
BJ-DRG	北京医疗保险协会	2008 年	393 组/751 组	12 个省市	主要侧重于费用支付,兼顾医疗质量评价,充分反映了医保管理诉求
CN-DRG	国家卫生健康委医政医管局和北京市卫生健康委信息中心	2008 年	415 组/804 组	29 省近千家医院	主要侧重于医疗服务绩效评价、质量监管、在部分城市费用支付,充分反映临床实际和需求
CR-DRG	国家卫生健康委基层卫生司	2013 年	477 组/694 组	7 省 15 市县	主要面向市级和县级医院,充分反映基层疾病谱的特点,适用于新农合支付和管理

续表

版本	开发部门	应用时间	组数（ADRG/DRG）	应用范围	版本特点
C-DRG	国家卫生健康委卫生发展研究中心	2017年	455组/958组	3省5市	创新覆盖全部疾病谱的临床诊断术语,CCHI为分组工具,由医院依据中国疾病谱制定分组,140余家医院成本和费用数据测算权重,住院患者收费一体化
CHS-DRG	国家医疗保障局	2019年	376组/618组	30个试点城市	具有融合兼容、覆盖最全、编码统一、临床平衡、数据保证等特点,主要针对住院患者的支付结算,所期望达到的目标是实现医-保-患三方共赢

四、CHS-DRG 的出台

我国先后形成了 4 个主流 DRG 版本:北京医疗保险协会的 BJ-DRG 方案、国家卫生健康委医政医管局和北京市卫生健康委信息中心联合制定的 CN-DRG 方案、国家卫生健康委基层卫生司的 CR-DRG 方案、国家卫生健康委卫生发展研究中心的 C-DRG 方案。但各版本由于顶层设计没有达成一致,全国性实践操作存在困难,影响力在一定程度上十分有限。

2019 年,国家医疗保障局委托北京市承担了 DRG 付费国家试点技术标准的制定工作,通过组织专家分析论证,编制了国家医疗保障疾病诊断相关分组(China heal thcare security diagnosis related group,CHS-DRG)分组方案。当年 10 月,国家医保局发布《关于印发疾病诊断相关分组(DRG)付费国家试点技术规范和分组方案的通知》,正式公布了《国家医疗保障 DRG 分组与付费技术规范》(以下简称《技术规范》)和《国家医疗保障 DRG(CHS-DRG)分组方案》(以下简称《分组方案》)两个技术标准。在此基础上,《医疗保障疾病诊断相关分组(CHS-DRG)细分组方案(1.0 版)》于 2020 年 6 月正式发布,明确了 CHS-DRG 的应用基于《医疗保障基金结算清单》数据、国家医保版《医疗保障疾病分类与代码》(ICD-10)和《医疗保障手术及操作分类与代码》(ICD-9-CM-3),CHS-DRG 方案共包括 618 个 DRG,分为 229 个外科手术操作组、26 个非手术室操作组及 363 个内科诊断组。CHS-DRG 的制定标志着我国 DRG 付费国家试点顶层设计的完成,是 DRG 版本从分散走向统一、从无序走向规范的重要一步。

■ 参考文献

[1] 郎婧婧,江芹,王珊,等.典型国家 DRG 分组的比较研究与启示[J].中国卫生经济,2017,36(4):50-53.

[2] 邓小虹.北京 DRGs 系统的研究与应用[M].北京:北京大学医学出版社,2015:16-29.

[3] 国家医疗保障局.疾病诊断相关分组(DRG)付费国家试点技术规范和分组方案.http://www.nhsa.gov.cn/art/2019/10/24/art_37_1878.html.

[4] 郭富威,任苒.DRGs 在美国的发展及在我国的应用对策[J].中国医院管理杂志,2006,26(2):32-35.

[5] 陈颖,闫亚玲,王禄生,等.公立医院 DRGs-PPS 支付标准研究[J].中华医院管理杂志,2013,29(3):172-175.

[6] 徐晓丽.我国公立医院 DRGs 成本核算模型与方法体系构建[D].南京:东南大学,2015.

[7] 徐小炮,尹爱田,王利燕.美国 DRGs 支付制度对我国医疗支付方式改革的启示[J].中国卫生经济,2007,3(26):76-78.

[8] 张振忠,江芹,于丽华,等.全国按疾病诊断相关分组收付费规范的总体设计[J].中国卫生经济,2017,6(36):5-8.

[9] 杨迎春,巢健茜.单病种付费与 DRGs 预付费模式研究综述[J].中国卫生经济,2008,27(6):66-70.

[10] 陆勇.澳大利亚疾病诊断相关分组预付费模式运作机制及效果评价[J].中国卫生资源,2011,14(5):343-345.

[11] 甘银艳,彭颖.澳大利亚疾病诊断相关分组支付制度改革经验及启示[J].中国卫生资源,2019,22(4):326-330.

[12] 蒋伊石,邵晓军,德国 G-DRG 医院偿付系统实施回顾与借鉴[J].中国卫生经济,2020,39(2):93-96.

[13] 何清,江芹,郎婧婧,等.典型国家和地区 DRG 实施过渡期经验探讨[J].中国卫生经济,2017,36(11):93-96.

[14] 常峰,纪美艳,路云.德国的 G-DRG 医保支付制度及对我国的启示[J].中国

卫生经济,2016,35(6):92-96.

[15] 王丽.英国和德国按病种付费制度改革[J].国外医学卫生(经济分册),2013,
30(120):145-151.

[16] 颜维华,谭华伟,张培林,等.日本诊断群分类支付制度改革经验及启示[J].
卫生经济研究,2019,36(3):39-43.

[17] 孟开,常文虎,张迎媛,等.日本医疗费用支付方式对我国建立预付费体系的
启示[J].中华医院管理,2007,23(2):854-857.

[18] 马进,徐刚,曾武,等.韩国医疗服务支付方式改革对我国的启示[J].中国卫
生经济,2004,4(23):77-80.

[19] 李向云,郑文贵,尹爱田.韩国卫生服务支付方式的改革[J].国外医学(卫生
经济分册),2004,21(2):57-62.

[20] 董乾,陈金彪,陈虎,等.DRGs 国内发展现状及政策建议[J].中国卫生质量
管理,2018,25(2):1-4.

[21] GONSER P, LOTTER O, SCHALLER HE, et al. Development of length of
stay and reimbursement in elective hand surgery after the introduction of
DRGs in Germany[J]. Handchir Mikrochir Plast Chir,2012,44(5):306-309.

[22] SCHMIDT A, KRAWZIK K, SCHMIDT K. DRG expert (ICD-10 Version)
2015 4th Edition. Washingtong DC:OptumInsight Inc,2014:1-35.

[23] Inke Mathauera&Friedrich Wittenbecherb. Hospital payment systems based
on diagnosis-related groups:experiences in low-and middle-income countries
[J]. Bull Word Health Organ,2013:91:736-756.

[24] HENSEN P, FÜ RSTENBERG T, IRPS S, et al. G-DRG version 2004:ver
nderungen aus sicht der dermatologie[J]. Jdtsch dermatol ges, 2004,2(1):
15-23.

[25] YOSHIAKI N , TADAMASA T, HIROYUKI Y, et al. A new accounting
system for financial balance based on personnel cost after the introduction of
a DPC/DRG system[J]. Journal of medical systems,2011(35):251-264.

[26] ANNEAR P L, KWONB S, LORENZONIC L, et al. Pathways to DRG -
based hospital payment systems in Japan, Korea, and Thailand[J]. Health
Policy,2018,122(7):707-713.

第二章

DRG的分组原理

第一节　DRG的分组策略

一、DRG的分组原则

DRG是病例组合的一种,不同的病例组合有不同的病例分类原则和逻辑,直接影响着病例组合和实现过程,继而影响其应用范围。对于DRG而言,病例类型划分的基本原则是:疾病不同;同类疾病,但治疗方式不同;同类疾病、同类治疗方式,但个体差异显著。

实际的疾病诊断分组过程需要借助计算机进行处理,因而要将上述过程"编码化"。不同类别的病例通常使用疾病诊断编码来区分,不同的治疗方式使用操作分类编码来区分,而个体特征则以患者的年龄、性别、出生体重等来表示。显然,疾病的诊断和相应的临床操作,成为DRG划分疾病的关键"轴心"。

疾病的诊断和治疗操作编码,临床上一般都使用"国际疾病分类系统"(ICD)。中国一般的公立医疗机构在诊断编码上使用ICD-10编码,而操作分类编码上使用ICD-9编码。由于诊断、操作及病例其他重要个体特征信息都可以从"病案首页"中获得,因此电子化的病案首页便成为DRG的基础数据源。

DRG需要的信息点包括病情严重程度和复杂性、医疗需要及使用强度、医疗结果及资源消耗等多个维度的信息。考虑到信息的准确性和可获得性,DRG各个维度的数据均来自各个医院60天内的危、急、重症住院病案首页。

二、分组策略

（一）分组理念

DRG采用病例组合思想,疾病类别不同,通过诊断区分开;同类疾病但治

疗方式不同,通过手术、操作区
分开;同类疾病同类治疗方式,
但病例个体特征不同,则通过年
龄、并发症与合并症、出生体重
等因素区分开,最终形成若干个
分组(图2-1)。

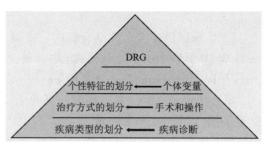

图2-1 DRG的分组理念

(二)分组思路

第一步,将大部分病例按照
解剖系统分为MDC:以病案首页的主要诊断为依据,以解剖和生理系统为主要
分类特征,参照 ICD-10 将病例分为主要诊断大类。第二步,从 MDC 细分为
ADRG,即在各 MDC 下,再根据"临床治疗过程一致"的理念将病例分为若干手
术组、操作组或内科组,在这部分分类过程中,主要以临床实际治疗方式分类为
主,考虑临床治疗过程的一致性,住院费用和时间的统计分析为辅。第三步,从
ADRG 再次细分为 DRG。综合考虑病例的其他个体特征、合并症和并发症,将
ADRG 细分为 DRG,这一过程中,主要以住院费用(成本)、时间的组内变异和
组间差异寻找分类节点,考虑资源消耗的相似性(图2-2)。

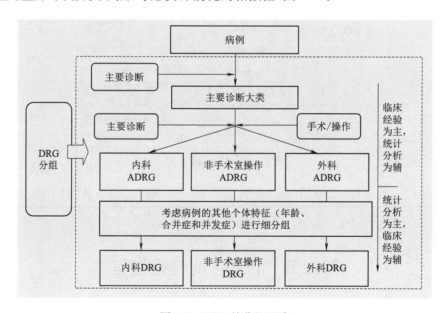

图2-2 DRG的分组思路

（三）疾病命名和编码规则

DRG病组的中文名称结合临床习惯制定,并由医保局组织相关专家审定。DRG病组的代码由4位码构成,均以英文A～Z和阿拉伯数字0～9表示。DRG代码各位编码的具体含义如下:

第一位表示MDC,根据病案首页的主要诊断确定,进入相应疾病主要诊断分类,用英文字母A～Z表示。

第二位表示DRG病组的类型,根据处理方式不同分为外科部分、非手术室操作部分(接受特殊检查,如导管、内镜检查等)和内科部分。用英文字母表示。其中:A,B,C,D,E,F,G,H,J共9个字母表示外科部分;K,L,M,N,P,Q共6个字母表示非手术室操作部分;R,S,T,U,V,W,X,Y,Z共9个字母表示内科部分。

第三位表示ADRG的顺序码,用阿拉伯数字1～9表示。

第四位表示是否有合并症和并发症或年龄、转归等特殊情况,用阿拉伯数字表示。其中"1"表示伴有严重并发症与合并症;"3"表示表示伴有一般并发症与合并症;"5"表示不伴有并发症与合并症;"7"表示死亡或转院;"9"表示未做区分的情况;"0"表示小于17岁组;其他数字表示其他需单独分组的情况。DRG编码举例见图2-3。

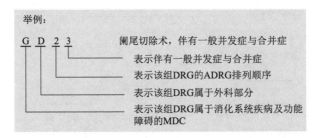

图 2-3 DRG 编码举例

经过上述过程,CN-DRG 2018版包含26个MDC、415个ADRG和804个DRG,CHS-DRG共包含26个MDC、376个ADRG和618个DRG。

第二节 DRG 的分组过程

一、先期分组

为保证各DRG组内资源消耗接近,在分组设计时,将消耗大量医疗资源的一些病例组合单独成组,设为先期分组(Pre-MDC)。包括:MDCA(先期分组疾病及相关操作,主要包括器官移植和使用有创呼吸机大于 96 小时或 ECOM 的病例),MDCP(新生儿及其他伴随围产期疾病的新生儿),MDCY(HIV 感染疾病及相关操作),MDCZ(多部位严重创伤)。

二、MDC 确定过程

直接根据病例的主要诊断确定,区分为 22 个疾病大类,主要以解剖和生理系统为主要分类特征。MDC 列表见表 2-1。

表 2-1　MDC 列表

序号	MDC 编码	MDC 名称
1	MDCB	神经系统疾病及功能障碍
2	MDCC	眼疾病及功能障碍
3	MDCD	头颈、耳、鼻、口、咽疾病及功能障碍
4	MDCE	呼吸系统疾病及功能障碍
5	MDCF	循环系统疾病及功能障碍
6	MDCG	消化系统疾病及功能障碍
7	MDCH	肝、胆、胰疾病及功能障碍
8	MDCI	肌肉、骨骼疾病及功能障碍
9	MDCJ	皮肤、皮下组织及乳腺疾病及功能障碍
10	MDCK	内分泌、营养、代谢疾病及功能障碍
11	MDCL	肾脏及泌尿系统疾病及功能障碍
12	MDCM	男性生殖系统疾病及功能障碍
13	MDCN	女性生殖系统疾病及功能障碍
14	MDCO	妊娠、分娩及产褥期
15	MDCQ	血液、造血器官及免疫疾病和功能障碍
16	MDCR	骨髓增生性疾病和功能障碍,低分化肿瘤
17	MDCS	感染及寄生虫病(全身性或不明确部位的)
18	MDCT	精神疾病及功能障碍
19	MDCU	酒精/药物使用及其引起的器质性精神功能障碍
20	MDCV	创伤、中毒及药物毒性反应
21	MDCW	烧伤
22	MDCX	影响健康因素及其他就医情况

三、ADRG 确定过程

ADRG 是一组疾病诊断或手术操作等临床过程相似的病例组合。综合考虑病例主要诊断和主要手术、操作来划分；主要诊断和/或主要手术操作相同或相近的病例进入同一 ADRG；根据是否有手术和非手术室操作，可将 ADRG 分为内科 ADRG、外科 ADRG 和非手术室操作 ADRG 三类。

四、DRG 的确定过程

DRG 是一系列疾病诊断或手术操作等临床治疗过程一致，且资源消耗相近的病例组合。根据国内外比较认可的标准，若疾病组内住院费用或住院时间的变异系数＜1，可认为组内资源消耗的一致性高，疾病组可作为一个 DRG。反之，若疾病组内住院费用或住院时间的变异系数≥1，可认为组内病例消耗的资源不同，应该按照影响的因素（年龄、合并症和并发症等）进一步细分，直到组内的变异系数＜1 为止。DRG 细分过程见图 2-4。

住院费用（或住院时间）的变异系数

$$= \frac{住院费用（或住院时间）的标准差}{住院费用（或住院时间）的均数}$$

当主要因素都考虑以后，疾病组

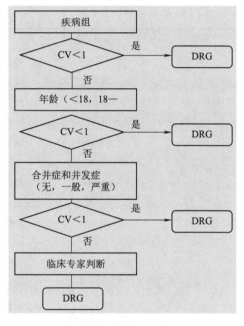

图 2-4　DRG 细分过程

内病例住院费用或住院时间的变异系数仍然≥1 的时候，需通过临床医生和专家讨论判断确定 DRG。

细分过程中应充分考虑合并症和并发症对疾病组资源消耗的贡献，生成 MCC 表和 CC 表，以提高分组准确性。CC 表的建立有两种模式，直接以次要诊断是否在列表中确定 MCC/CC 的列表模式（美国模式）和以患者临床复杂水平（PCCL）确定 MCC/CC 的权重模式（澳大利亚模式），前者较为简便易行，而后者相对较为复杂。

1.列表方式 将并发症/合并症分为三类,分别为重要(MCC)、一般(CC)和无(non-CC)三个级别。并发症/合并症处理的第一步是定义 MCC。要看次要诊断,如果有任何一个诊断在 MCC 编码表中,那么这条记录就定义为有MCC 存在,MCC 的定义过程中不存在排除列表,如果出现该诊断即 MCC。第二步,定义 CC。根据次要诊断信息,如果有任何一个在 CC 码表里,那么这个患者就定义为有 CC 存在;但如果主要诊断在排除列表中出现,那么这一步所确定的 CC 就不能称为有效的 CC。此为美国 DRG 合并症/并发症处理的方式。

2.权重方式 在分组过程中,将每个患者的 CC 编码根据其对医疗资源消耗程度赋一个严重程度权重,即一个 CC 水平(CCL),在内科疾病中 CCL 值域为 1～3,在外科疾病中 CCL 值域为 1～4。因为同一个患者可能有多个次要诊断,这样就会出现多个 CC,将资源消耗近似的并发症/合并症进行归类,得出代表疾病严重程度的指标即患者临床复杂水平(PCCL),PCCL 的值域为 0～4。PCCL 是澳大利亚 AR-DRG 分组过程中的一个重要变量。

具体细分 DRG 计算步骤如下:

(1)计算目标疾病组每个并发症/合并症发生的频率:从筛选出的患者出院次要诊断中,合并同类疾病中同质性较高的信息,将目标疾病组患者的 CC 情况按照从频数高到低的顺序依次排列。由于数据量有限,很多 CC 只发生于个别病例,因此将频数<5的 CC 合并为其他。

(2)统计病例并发症/合并症有无情况:建立患者 CC 情况数据库,数据库中包含患者姓名、床位号、年龄、主要诊断、次要诊断和费用信息。根据每份病历中的次要诊断信息,依次统计每位患者的并发症/合并症情况。例如,患者主要诊断为肺部感染,次要诊断为高血压,则将有无高血压作为一个新的变量。

(3)计算各并发症/合并症的权重系数:以患者合并症/并发症情况(如高血压、胃肠炎等)作为自变量,患者住院费用作为因变量,建立多重线性回归模型,逐项评估每个 CC 对于住院费用的影响程度。所得的系数即并发症/合并症的权重系数,表示该项 CC 对医疗资源的影响程度。若疾病所对应的系数为负值或经检验 $P>0.05$,则表示该合并症/并发症对医疗资源的消耗未造成影响,在计算 CC 分值的时候将这些疾病的权重值作为 0 来处理。

(4)计算每个病例的组合 CC 分值:对于仅患有一种合并症/并发症的病例,该 CC 的权重系数即该病例的组合 CC 分值;对于患有两种或多种并发症/合并症的病例,该病例的组合 CC 分值即所患有的并发症/合并症权重系数加和。

(5)病例组合:将所得到的组合 CC 分值及年龄等分组因素作为自变量,患者住院费用作为因变量,运用 SPSS 19.0 建立决策树模型,进行病例分组。考虑组合 CC 分值与年龄等分组因素之间的分组效果,并对不同组的患者费用进行非参数检验,看组间差异是否具有统计学意义,判断细分组是否合适。

CHS-DRG 以线性回归控制病例的性别、年龄、入院途径、离院方式等因素后,观测病例的并发症或合并症(用病例的其他诊断来标记)对医疗费用的影响,选出导致医疗费用增长超过 20% 的并发症或合并症。将这些明显增加费用的并发症或合并症按照其影响程度高低进行排序。按照黄金分割原则,将对医疗费用影响最大的前 38.2% 的疾病列为"严重并发症或合并症"(MCC),另外的 61.8% 列为"并发症或合并症"(CC)。将计算结果提交专家组进行讨论,并根据专家意见进行修订。最终,共形成 2 250 个 MCC 和 7 515 个 CC。

由于一些其他诊断与主要诊断关系密切(按 ICD-10 的类目判断),所以这些其他诊断不能作为 MCC/CC,应当予以排除。因此,编制了并发症或合并症的排除表,共包括 27 014 个主要诊断,分为 202 个子列表。分组方案 MCC 列表和 CC 列表,其中,每一个 MCC 或 CC 都对应着一个排除表的表号;每个排除表中都包含若干疾病诊断,表示当这些疾病诊断作为主要诊断出现的时候,相应的 MCC 或 CC 应该被排除,即不被视为 MCC 或 CC。

第三章　DRG的基本指标

一、DRG 入组率

DRG 入组率是指医院所有住院时间≤60 天的出院病例中,DRG 分组成功的病例占比。DRG 入组率能够直接反映医院住院病案首页的信息质量及病案信息管理水平。入组率过低会明显影响医院总权重。

入组率是首个表现 DRG 应用效果提示指标。如果入组率很低,提示很多病例无法完成入组,意味着一方面医院的病案数据质量存在隐患,另一方面影响对医院医疗服务产出的真实测量。

排除病例数＝住院天数大于 60 天的病例数

未入组病例数＝未入 MDC 病例数＋歧义病例数

入组率计算公式为:

$$入组率＝\frac{入组病例数}{病例总数－排除病例数}×100\%$$

二、基于 DRG 的医疗服务绩效评价常用指标

基于 DRG 的住院医疗服务绩效评价指标体系包括医疗服务能力、效率和安全 3 个维度。如表 3-1 所示,DRG 组数、总权重和 CMI 值这 3 项指标分别代表该医疗机构收治病例的覆盖疾病类型范围、住院服务总产出和收治病例的技术难度。基于 DRG 评估医疗机构的住院服务效率,可通过“费用消耗指数”和“时间消耗指数”分别表示同类疾病费用的高低和住院时间的长短;而医疗安全指标可以使用“低风险组死亡率”,用来反映那些病情并不严重的病例发生死亡的概率。

表 3-1　基于 DRG 进行医疗服务绩效评估的指标举例

维度	指标	评价内容
能力	DRG 组数	治疗病例所覆盖疾病类型的范围
	总权重数	住院服务总产出(风险调整后)
	病例组合指数(CMI 值)	治疗病例的技术难度水平
效率	费用消耗指数	治疗同类疾病所花费的费用
	时间消耗指数	治疗同类疾病所花费的时间
安全	低风险病例死亡率	疾病本身导致死亡概率极低的病例死亡率

第一节　能力指标

一、DRG 组数

假设某医院的病例数据经过 DRG 分组器的运算可以分入 k 个 DRG,则此医院的"DRG 数量"为 k,每个 DRG 都表示一类疾病。这家医院出院病例覆盖的 DRG 范围越广,说明其能够提供的诊疗服务范围越大。

二、权重

(一)概述

如果分别用 n_1、n_2、...、n_k 表示这家医院各个 DRG 覆盖的病例数,则医院的总权重 $= \sum_{i=1}^{n} W_i \times n_i$,其中 W_i 为 DRG 权重(relative weight,RW)。DRG 权重是对每一个 DRG 组依据其覆盖病例的资源消耗程度所给予的权值,反映该疾病的资源消耗相对于其他疾病的程度。

(二)设定原则

1.DRG 权重是反映不同分组资源消耗程度的相对值。数值越高,反映该组的资源消耗越高,反之则越低。

2.考虑到数据的分布和其他外部影响因素,DRG 权重设定时还需考虑去除特殊数据点、剔除不合理费用、采用作业成本法校正等方法,对初步权重结果进行调整。

3.DRG 权重调整完成后,应由专家委员会综合评价其合理性,即不同 DRG 组的权重设定是否恰当、系统地反映了不同 DRG 组之间技术难度、资源消耗等方面的差别以及医保政策的重点。

（三）基础权重测算方法

DRG权重测算公式如下：

$$总权重 = \sum (某 DRG 费用权重 \times 该医院该 DRG 病例数) = \sum_{i=1}^{n} W_i \times n_i$$

$$某 DRG 的权重 = \frac{该 DRG 组内病例的例均费用}{全体病例的例均费用}$$

科室层面的DRG相关指标与医院层面算法一致，因此以A医院泌尿外科为例，科室总权重 = $\sum$（某DRG费用权重×科室该DRG病例数）= 203.70，该医院泌尿外科的总权重为203.70，详见表3-2。

表3-2　A医院泌尿外科出院患者分组结果

分组结果	该 DRG 出院病例数	某 DRG 费用权重	分组结果	该 DRG 出院病例数	该 DRG 费用权重
LW19	135	0.35	LB15	3	1.24
MZ19	35	0.62	LJ13	3	0.52
LZ15	31	0.32	MR15	3	0.74
MS15	30	0.47	LE13	2	1.01
XS25	25	0.2	LS13	2	0.68
XS23	23	0.14	XJ19	2	1.35
LU15	19	0.59	XT25	2	0.32
LJ15	13	0.41	BR25	1	0.72
LU13	11	0.87	GW15	1	0.47
KT15	10	0.38	HZ23	1	0.59
LT15	7	0.7	JT15	1	0.37
LK29	6	0.43	JV35	1	0.7
MC15	6	1.02	LB13	1	1.48
LA19	5	1.52	LD13	1	1.1
LC15	5	0.97	LD15	1	0.81
LV13	5	0.59	LS15	1	0.46
MC13	5	1.31	LT11	1	1.05
MS13	5	0.61	LX15	1	0.84
RU14	5	0.36	RU12	1	1.58
LK19	4	0.61	RW19	1	0.35
LV15	4	0.38	RW29	1	1.1
KT13	3	0.58	VJ15	1	0.66

三、病例组合指数

病例组合指数(CMI)是医院的例均权重。CMI 值只与这家医院收治的病例类型有关。换言之,如果医院收治的权重高的病例较多,则 CMI 值就较大。权重一般反映不同病例类型之间在治疗成本上的差别,病情越复杂,治疗成本越高。为此,CMI 值高通常被认为是这家医院收治病例的评价难度较大。

病例组合指数的计算公式如下:

$$病例组合指数 = \frac{\sum (某\ DRG\ 权重 \times 该医院该\ DRG\ 的病例数)}{该医院全体病例数}$$

以表 3-2 中 A 医院泌尿外科为例,该科室的总权重为 203.70,病例数为 424,因此 CMI=203.70/424=0.48。

第二节　效率指标

假定某医院出院病例涵盖 200 个 DRG,每个 DRG 的病例数为 n_i,分别计算这家医院每个 DRG 的例均费用(e_i)和例均住院日(d_i),之后计算全样本每个 DRG 的例均费用(E_i)和例均住院日(D_i)。随后,分别计算费用比(e_i/E_i)和时间比(d_i/D_i),以(n_i)为权重做费用比和时间比的加权平均值,便算得了费用消耗指数和时间消耗指数(表 3-3)。

表 3-3　基于 DRG 测算某医疗机构服务效率的方法

DRG	病例数	医院 A 例均费用	全市例均费用	费用比	医院 A 例均住院日	全市例均住院日	时间比
DRG_1	n_1	e_1	E_1	e_1/E_1	d_1	D_1	d_1/D_1
DRG_2	n_2	e_2	E_2	e_2/E_2	d_2	D_2	d_2/D_2
...	...	...	...	...	...	...	...
DRG_200	n_{200}	e_{200}	E_{200}	e_{200}/E_{200}	d_{200}	D_{200}	d_{200}/D_{200}
合计	N			$E = \sum (e_i/E_i \times n_i)$			$D = \sum (d_i/D_i \times n_i)$
费用消耗指数 $= E/N$;时间消耗指数$=D/N$							

费用消耗指数和时间消耗指数与治疗模式(反映在医疗费用和住院时间上)直接相关。如果某个医院治疗疾病的费用较高和/或住院时间较长,该医院的费用消耗指数和/或时间消耗指数值就会越大。从计算过程可知,如果该院

的医疗费用或住院时间与全市平均水平相当,则费用消耗指数(CEI)或时间消耗指数(TEI)=1。相应地,当指数>1,表明该医院治疗同类疾病所需费用或所需时间大于全市平均水平;指数<1,则表示该医院治疗同类疾病需要费用或所需时间低于全市平均水平。

以A医院泌尿外科为例,以病例数为权重做费用比的加权平均值即费用消耗指数为1.19,时间比的加权平均值即时间消耗指数为1.60。A医院泌尿外科各DRG组服务效率见表3-4。

表3-4　A医疗机构泌尿外科各DRG组服务效率

DRG分组	病例数	医院例均费用(e)	标杆例均费用(E)	医院例均住院日(d)	标杆例均住院日(D)	费用比	时间比
LW19	135	6 816.19	5 821.55	6.63	4.90	1.17	1.35
MZ19	35	8 600.13	8 960.04	9.20	8.10	0.96	1.14
LZ15	31	7 098.80	5 167.72	7.00	3.32	1.37	2.11
MS15	30	3 121.99	7 423.01	5.87	8.54	0.42	0.69
XS25	25	8 099.13	3 486.27	7.40	1.81	2.32	4.09
XS23	23	7 230.55	2 352.11	6.35	1.61	3.07	3.94
LU15	19	4 138.52	7 896.61	7.21	7.53	0.52	0.96
LJ15	13	4 193.31	8 075.35	5.46	4.22	0.52	1.29
LU13	11	7 709.38	12 736.16	8.45	10.37	0.61	0.82
KT15	10	12 109.43	6 841.65	7.40	4.44	1.77	1.67
LT15	7	17 981.61	14 171.74	10.57	7.64	1.27	1.38
MC15	6	14 790.51	19 416.58	10.83	9.26	0.76	1.17
LK29	6	5 497.58	7 071.37	6.33	6.49	0.78	0.98
MS13	5	4 483.04	9 935.67	7.20	10.05	0.45	0.72
MC13	5	22 045.84	25 121.98	12.80	13.46	0.88	0.95
LA19	5	66 126.64	35 746.09	22.40	10.80	1.85	2.07
LC15	5	24 524.04	22 617.59	7.80	9.00	1.08	0.87
RU14	5	13 124.85	8 683.05	4.40	2.98	1.51	1.48
LV13	5	8 745.02	8 712.95	8.60	7.93	1.00	1.08
LK19	4	7 774.34	15 506.51	5.00	5.48	0.50	0.91
LV15	4	6 287.23	5 858.75	6.75	5.20	1.07	1.30

DRG 分组	病例数	医院例均 费用(e)	标杆例均 费用(E)	医院例均 住院日(d)	标杆例均 住院日(D)	费用比	时间比
KT13	3	16 770.24	9 297.80	10.00	7.42	1.80	1.35
LJ13	3	3 760.67	10 407.11	5.00	5.66	0.36	0.88
MR15	3	15 587.75	15 460.49	13.00	7.21	1.01	1.80
LB15	3	24 278.74	30 323.44	10.67	9.55	0.80	1.12
XJ19	2	39 334.28	42 515.59	15.50	8.22	0.93	1.89
LE13	2	17 392.13	30 020.78	16.00	7.36	0.58	2.17
XT25	2	7 484.95	5 280.35	9.00	2.83	1.42	3.18
LS13	2	5 503.15	11 441.56	8.00	8.41	0.48	0.95
HZ23	1	23 676.17	10 475.71	13.00	7.28	2.26	1.79
LD15	1	28 480.96	18 243.47	12.00	7.15	1.56	1.68
GW15	1	5 057.16	7 747.80	6.00	5.94	0.65	1.01
RW19	1	5 195.29	6 542.07	4.00	3.50	0.79	1.14
RU12	1	15 299.91	30 061.96	16.00	15.09	0.51	1.06
RW29	1	8 265.93	21 037.80	7.00	11.83	0.39	0.59
LX15	1	4 158.36	10 993.59	4.00	10.81	0.38	0.37
JV35	1	2 999.24	11 320.41	6.00	11.87	0.26	0.51
VJ15	1	11 955.97	17 466.14	11.00	5.76	0.68	1.91
LS15	1	6 744.89	7 632.79	6.00	5.56	0.88	1.08
XS21	1	4 409.38	6 666.01	7.00	3.65	0.66	1.92
LT11	1	5 055.57	17 835.17	7.00	10.10	0.28	0.69
LB13	1	39 205.64	36 881.63	18.00	12.20	1.06	1.48
LD13	1	43 923.53	25 105.20	18.00	9.65	1.75	1.87
BR25	1	7 855.90	11 888.62	5.00	9.33	0.66	0.54
JT15	1	3 965.94	6 347.50	5.00	6.28	0.62	0.80

第三节　安全指标

在若干 DRG 组中,根据不同分组死亡率的高低,通常将各组风险等级划分为低、中低、中高、高四类。医院低风险组病例死亡率、高风险组死亡率等指标反映着医院医疗安全水平或急危重症救治能力,具体见表3-5。

表3-5　不同风险等级DRG病组死亡率释义

风险等级	释义
低风险组死亡率	临床上死亡风险极低病例的死亡率,用于衡量医疗安全情况
中低风险组死亡率	临床上死亡风险较低病例的死亡率,用于衡量医疗安全情况
中高风险组死亡率	临床上死亡风险较高病例的死亡率,用于衡量重病救治能力
高风险组死亡率	临床上死亡风险极高病例的死亡率,用于衡量重病救治能力

低风险组和中低风险组死亡病例的发生,意味着患者的死因主要由临床过程中的失误和偏差所致,疾病本身导致患者死亡的概率较低。两个指标越高,表示临床或医疗管理过程存在问题的可能性越大,越低则表示医疗质量安全管理越规范。高风险组和中高风险组死亡病例的发生,意味着患者的死因主要系疾病本身,即该疾病对生命威胁较大,致死率较高。两个指标越低,说明医院急危重症救治能力越高。

在基于DRG的医疗服务绩效评价体系中,通常使用低风险组死亡率与中低风险组死亡率评价医疗安全,即关注临床或医疗管理过程是否存在问题。

$$低风险组死亡率 = \frac{某医院低风险病例死亡病例数}{该医院全体低风险病例数} \times 100\%$$

$$中低风险组死亡率 = \frac{某医院中低风险病例死亡病例数}{该医院全体中低风险病例数} \times 100\%$$

以A医院泌尿外科为例,低风险组病例数为387例,低风险组内死亡病例数为1例,因此低风险组死亡率=1/387=0.26%,见表3-6。

表3-6　A医院泌尿外科出院患者不同风险等级死亡发生情况

DRG分组	风险级别	病例数	死亡病例数
LW19	低风险	135	0
MZ19	低风险	35	0
LZ15	低风险	31	1
MS15	低风险	30	0
XS25	低风险	25	0
XS23	低风险	23	0

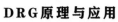

续表

DRG 分组	风险级别	病例数	死亡病例数
LU15	低风险	19	0
LJ15	低风险	13	0
LU13	中低风险	11	0
KT15	低风险	10	0
LT15	中低风险	7	0
MC15	低风险	6	0
LK29	低风险	6	0
MS13	低风险	5	0
MC13	中低风险	5	0
LA19	低风险	5	0
LC15	低风险	5	0
RU14	高风险	5	0
LV13	低风险	5	0
LK19	低风险	4	0
LV15	低风险	4	0
KT13	低风险	3	0
LJ13	低风险	3	0
MR15	中高风险	3	0
LB15	低风险	3	0
XJ19	低风险	2	0
LE13	低风险	2	0
XT25	低风险	2	0
LS13	低风险	2	0
HZ23	中低风险	1	0
LD15	低风险	1	0
GW15	低风险	1	0
RW19	低风险	1	0
RU12	高风险	1	0
RW29	高风险	1	0

续表

DRG 分组	风险级别	病例数	死亡病例数
LX15	低风险	1	0
JV35	中低风险	1	0
VJ15	低风险	1	0
LS15	低风险	1	0
XS21	低风险	1	0
LT11	高风险	1	0
LB13	中低风险	1	0
LD13	中低风险	1	0
BR25	低风险	1	0
JT15	低风险	1	0

第一节　病案首页填写总体要求

住院病案首页不但是临床诊疗、医院统计、临床科研及国家卫生健康统计信息的主要数据来源,而且是医院管理和决策的重要依据。它的作用不断延伸、扩展,目前已成为医疗保险结算清单的重要数据源。

住院病案首页是患者整本病案信息的综合反映,浓缩了住院诊疗过程中最重要的内容,国家卫生健康委和国家医疗保障局收集的出院患者数据库主要来自各医院住院病案首页。这些数据归集分析结果可反映我国医疗工作的现状,并为国家卫生资源投入、医疗改革和宏观管理提供科学的数据支撑。国家卫生健康委建立的二级以上医院统计监管制度,旨在监督全国范围二级以上医院的服务质量、服务效率和患者医疗费用,其中大部分指标来自病案首页。2012年国家卫生部医管司将全国三级医院的病案首页信息作为医院医疗质量评价的重要依据,要求三级医院将出院患者的首页信息实时上传,以便于对医院的日常监管与评价。病案首页填写的规范和质量直接影响着医疗服务监督的公平性和准确性,影响医院等级评审、优质医院评定和重点学科建设。2020年国家医疗保障局《医疗保障基金结算清单填写规范(试行)》中诊疗信息数据指标填报主要来自住院病案首页数据,直接影响医保统筹基金对医院的结算支付。医疗纠纷处理等也要与病案首页进行核实。

病案首页信息现阶段作为疾病诊断相关分组的重要且唯一数据来源,其数据的完整性、准确性以及病历内涵的一致性、严谨性都决定着DRG相关应用的效果,以及真实反映疾病治疗的情况。因此,病案首页数据项目、数据元、最小基础数据集的标准化,以及首页数据采集的完整、准确、规范,病案质量达标是DRG改革落地实施的重要前提条件之一。目前我国使用全国统一的病案首页,其是由国家卫生部基于2001年颁发的病案首页进行修改后于2012年1月1日(卫医政发〔2011〕84号)颁布。修改后的病案首页更加符合统计法、医疗改革、医院管理、医疗付费和国际疾病分类ICD-10的要求,便于医师填写,减少信息的漏填、错填,便于病案再利用时的检索(图4-1)。病案首页数据质量达标,需遵循2011年《卫生部关于修订住院病案首页的通知》及2016年《住院病案首页数据质量管理和质控指标》要求将各项目填写完整;遵循2016年《住院病案首页数据填写质量规范(暂行)》要求及国家病案质控中心专业培训细则,准确选择主要诊断,正确填写主要诊断和其他诊断名称及编码,规范填写手术和操作。

医疗机构＿＿＿＿＿＿＿（组织机构代码：＿＿＿＿＿＿＿＿＿＿）

医疗付费方式:□   住 院 病 案 首 页

健康卡号＿＿＿   第＿次住院   病案号:＿＿＿

姓名＿＿ 性别□ 1.男 2.女 出生日期＿年＿月＿日 年龄＿＿ 国籍＿＿

(年龄不足1周岁的)年龄＿＿月 新生儿出生体重＿＿克 新生儿入院体重＿＿克

出生地＿＿省(区、市)＿＿市＿＿县 籍贯＿＿省(区、市)＿＿市 民族＿＿

身份证号＿＿＿＿＿ 职业＿＿＿ 婚姻□ 1.未婚 2.已婚 3.丧偶 4.离婚 9.其他

现住址＿＿省(区、市)＿＿市＿＿县 电话＿＿＿ 邮编＿＿

户口地址＿＿省(区、市)＿＿市＿＿县 邮编＿＿

工作单位及地址＿＿＿＿＿＿ 单位电话＿＿＿ 邮编＿＿

联系人姓名＿＿＿ 关系＿＿ 地址＿＿＿＿ 电话＿＿＿

入院途径□ 1.急诊 2.门诊 3.其他医疗机构转入 9.其他

入院时间＿年＿月＿日＿时 入院科别＿＿＿ 病房＿＿ 转科科别＿＿＿

出院时间＿年＿月＿日＿时 出院科别＿＿＿ 病房＿＿ 实际住院＿＿天

门(急)诊诊断＿＿＿＿＿＿＿＿＿＿＿＿ 疾病编码＿＿＿＿＿

出院诊断	疾病编码	入院病情	出院诊断	疾病编码	入院病情
主要诊断:			其他诊断:		
其他诊断:					

入院病情:1.有,2.临床未确定,3.情况不明,4.无

损伤、中毒的外部原因_____疾病编码_____

病理诊断:_____疾病编码_____

病理号_____

药物过敏□1.无 2.有,过敏药物:_____ 死亡患者尸检 □1.是 2.否

血型 □ 1.A 2.B 3.O 4.AB 5.不详 6.未查 Rh□ 1.阴 2.阳 3.不详 4.未查

科主任_____ 主任(副主任)医师_____ 主治医师_____ 住院医师_____
责任护士_____ 进修医师_____ 实习医师_____ 编码员_____

病案质量 □ 1.甲 2.乙 3.丙 质控医师_____ 质控护士_____
质控日期_____年____月____日

手术及操作编码	手术及操作日期	手术级别	手术及操作名称	手术及操作医师			切口愈合等级	麻醉方式	麻醉医师
				术者	Ⅰ助	Ⅱ助			
							/		
							/		
							/		
							/		
							/		
							/		
							/		
							/		

离院方式□ 1.医嘱离院 2.医嘱转院,拟接收医疗机构名称:_____

3.医嘱转社区卫生服务机构/乡镇卫生院,拟接收医疗机构名称:_____ 4.非医嘱离院5.死亡9.其他

是否有出院31天内再住院计划 □ 1.无 2.有,目的:_____

颅脑损伤患者昏迷时间:入院前____天____小时____分钟 入院后____天____小时____分钟

住院费用(元):总费用_____ (自付金额:_____)

1.综合医疗服务类:(1)一般医疗服务费:_____(2)一般治疗操作费:_____(3)护理费:_____
(4)其他费用:_____

2.诊断类:(5)病理诊断费:_____ (6)实验室诊断费:_____ (7)影像学诊断费:_____
(8)临床诊断项目费:_____

3.治疗类:(9)非手术治疗项目费:_____ (临床物理治疗费:_____)
(10)手术治疗费:_____ (麻醉费:_____ 手术费:_____)

4.康复类:(11)康复费:_____

5.中医类:(12)中医治疗费:_____

6.西药类:(13)西药费:_____ (抗菌药物费用:_____)

7.中药类:(14)中成药费:_____ (15)中草药费:_____

8.血液和血液制品类:(16)血费:_____ (17)白蛋白类制品费:_____ (18)球蛋白类制品费:_____
(19)凝血因子类制品费:_____ (20)细胞因子类制品费:_____

9.耗材类:(21)检查用一次性医用材料费:_____ (22)治疗用一次性医用材料费:_____
(23)手术用一次性医用材料费:_____

10.其他类:(24)其他费:_____

说明:凡可由医院信息系统提供住院费用清单的,住院病案首页中可不填写"住院费用"。

图4-1 病案首页

一、基本要求

1. 凡本次修订的病案首页与前一版病案首页相同的项目,未就项目填写内容进行说明的,仍按照《卫生部关于修订下发住院病案首页的通知》(卫医发〔2001〕286号)执行。

2. 签名部分可由相应医师、护士、编码员手写签名或使用可靠的电子签名。

3. 凡栏目中有"□"的,应当在"□"内填写适当阿拉伯数字。栏目中没有可填写内容的,填写"一"。如:联系人没有电话,在电话处填写"一"。

4. 疾病编码指患者所罹患疾病的标准编码。目前按照全国统一的ICD-10编码执行。

5. 案首页背面中空白部分留给各省级卫生行政部门结合医院级别类别增加具体项目。

二、部分项目填写说明

(一)医疗机构

指患者住院诊疗所在的医疗机构名称,按照《医疗机构执业许可证》登记的机构名称填写。组织机构代码标准目前按照 WS 218—2002 卫生机构(组织)分类与代码标准填写,代码由 8 位本体代码、连字符和 1 位检验码组成。

(二)医疗付费方式

医疗付费方式分为:1.城镇职工基本医疗保险;2.城镇居民基本医疗保险;3.新型农村合作医疗;4.贫困救助;5.商业医疗保险;6.全公费;7.全自费;8.其他社会保险;9.其他。应当根据患者付费方式在"□"内填写相应阿拉伯数字。其他社会保险指生育保险、工伤保险、农民工保险等。

(三)健康卡号

在已统一发放"中华人民共和国居民健康卡"的地区填写健康卡号码,尚未发放"健康卡"的地区填写"就医卡号"等患者识别码或暂不填写。

(四)第 N 次住院

指患者在本医疗机构住院诊治的次数。

(五)病案号

指本医疗机构为患者住院病案设置的唯一性编码。原则上,同一患者在统一医疗机构多次住院应当使用同一病案号。

(六)性别

按照国家标准《个人基本信息分类与代码第一部分:人的性别与代码》

(GB/T 2261.1—2003)要求。代码采用顺序码,用 1 位数字表示,"0"表示未知的性别,"1"表示男性,"2"表示女性,"9"表示未说明的性别,与身份证或者户口簿一致。

(七)出生日期

患者出生当日的公元纪年,年、月、日完整描述。应与身份证保持一致。

(八)年龄

指患者的实足年龄,为患者出生后按照日历计算的历法年龄。年龄满 1 周岁的,以实足年龄的相应整数填写;年龄不足 1 周岁的,按照实足年龄的月龄填写,以分数形式表示;分数的整数部分代表实足月龄,分数部分分母为 30,分子为不足 1 个月的天数。如"$2\frac{15}{30}$ 月"代表患儿实足年龄为 2 个月 15 天。

(九)国籍

患者所属国籍,是一个人属于某个国家的一种法律上的身份或者资格。他是区别一个人是本国人还是外国人的唯一标准。非中国国籍的患者按照国家标准《世界各国和地区名称代码》(GB/T 2659—2000)要求,根据护照上的国籍全称填写世界各国和地区的中文名称。

(十)新生儿

从出生到 28 天为新生儿期。出生日为第 0 天。产妇病历应当填写"新生儿出生体重";新生儿期住院的患儿应当填写"新生儿出生体重""新生儿入院体重"。新生儿出生体重指患儿出生后第一小时内第一次称得的重量,要求精确到 10g;新生儿入院体重指患儿入院时称得的重量,要求精确到 10g。

(十一)出生地

指患者出生时所在地点;籍贯是指患者祖居地或原籍。

(十二)籍贯

指患者祖居地或原籍。

(十三)身份证号

除无身份证号或因其他特殊原因无法采集者外,住院患者入院时要如实填写 18 位身份证号。没有身份证的军官填写军官证,港澳台居民填写港澳台居民通行证号码,外籍人士填写护照号码。

(十四)职业

按照国家标准《个人基本信息分类与代码》(GB/T 2261.4)要求填写,共 13 种职业(表 4-1)。

表 4-1　个人基本信息分类与代码

代码	职业
11	国家公务员
13	专业技术人员
17	职员
21	企业管理人员
24	工人
27	农民
31	学生
37	现役军人
51	自由职业者
54	个体经营者
70	无业人员
80	退(离)休人员
90	其他

（十五）婚姻

指患者在住院时的婚姻状态。可分为：(1)未婚；(2)已婚；(3)丧偶；(4)离婚；(9)其他。应当根据患者婚姻状态在"□"内填写相应阿拉伯数字。婚姻情况首页要与病历里入院记录等处保持一致。

（十六）现住址

指患者来院前近期的常住地址。

（十七）户口地址

指患者户籍登记所在地址,按户口所在地填写。

（十八）工作单位及地址

指患者在就诊前的工作单位及地址。

（十九）联系人"关系"

指联系人与患者之间的关系,参照《家庭关系代码》国家标准(GB/T 4761)填写：(1)配偶；(2)子；(3)女；(4)孙子、孙女或外孙子、外孙女；(5)父母；(6)祖父母或外祖父母；(7)兄、弟、姐、妹；(9)其他。根据联系人与患者实际关系情况填写。非家庭成员统一为"其他",如朋友、同事等。

（二十）入院途径

指患者收治入院治疗的来源,经由本院急诊、门诊诊疗后入院,或经由其他医疗机构诊治后转诊入院,或其他途径入院。

(二十一)转科科别

如果超过一次以上的转科,用"→"转接表示。

(二十二)实际住院天数

入院日与出院日只计算 1 天。例如,2020 年 6 月 12 日入院,2020 年 6 月 15 日出院,计住院天数为 3 天。

(二十三)门急诊诊断

指患者在住院前,由门急诊接诊医师在住院证上填写的诊断。

(二十四)出院诊断

指患者出院时,临床医师根据患者所做的各项检查、治疗、转归以及门急诊诊断、手术情况、病理诊断等综合分析得出的最终诊断。主要诊断指患者出院过程中对身体健康危害最大,花费医疗资源最多,住院时间最长的疾病诊断。外科的主要诊断指患者住院接受手术进行治疗的疾病;产科的主要诊断指产科的主要并发症或伴随疾病。其他诊断指除主要诊断及医院感染名称(诊断)外的其他诊断,包括并发症和合并症。

(二十五)入院病情

指患者入院时病情评估情况。将"出院诊断"与入院病情进行比较,按照"出院诊断"在患者入院时是否已具有,分为 4 种(表 4-2)。

表 4-2 入院病情代码

代码	入院时是否已具有	代码	入院时是否已具有
1	有	3	情况不明
2	临床未明确	4	无

根据患者具体情况,在每一出院诊断后填写相应的阿拉伯数字。

1.有 对应本出院诊断在入院时就已明确。举例:患者因"贲门癌"入院治疗,入院前已行胃镜、活组织细胞学检查明确诊断为"贲门癌",术后经病理亦诊断为"贲门癌"。

2.临床未确定 对应本出院诊断在入院时临床未确定,或入院时该诊断为可疑诊断。举例:患者因"乳腺恶性肿瘤不除外""乳腺癌?"或"乳腺肿物"入院治疗,因缺少病理结果,肿物性质未确定,出院时有病理诊断明确为乳腺癌或乳腺纤维瘤。

3.情况不明 对应本出院诊断在入院时情况不明。举例:患者有慢性病不自知,住院检查后新发现的情况;患者住院时已患有糖尿病,入院时未能考虑此诊断或主观上未能明确此诊断。

4.无 在住院期间新发生的入院时明确无对应本出院诊断的诊断条目(一般为并发症、医院院内感染)。举例:患者因急性胆囊炎住院手术,出现围手术期心肌梗死。

(二十六)损伤、中毒的外部原因

指造成损伤的外部原因及引起中毒的物质,如意外触电、房屋着火、公路上汽车翻车、误服农药。不可以笼统填写车祸、外伤等,应当填写损伤、中毒的标准编码。

(二十七)病理诊断

指各种活检、细胞学检查及尸检的诊断,包括术中冷冻的病理结果。如有病理诊断费,则病理诊断名称和病理号不能为空。病理号:填写病理标本编号。病理诊断一般组成是"M"+"4~5位数字"+"/"+"0、1、2、3、6",如M80000/3代表癌。

(二十八)药物过敏

指患者在本次住院治疗以及既往就诊过程中明确的药物过敏史,并填写引发过敏反应的具体药物,如青霉素。注意此项只针对药物,食物过敏不应写在这处。注意前后保持一致。

(二十九)死亡患者尸检

指对死亡患者的尸体进行剖验,以明确死亡原因。非死亡患者应当在"□"内填写"—"。

(三十)血型

指在本次住院期间进行血型检查明确,或既往病历资料能够明确的患者血型。根据患者实际情况填写相应的阿拉伯数字(表4-3)。

表4-3 血型代码

代码	血型	代码	血型
1	A	4	AB
2	B	5	不详
3	O	6	未查

如果患者无既往血型资料,本次住院也未进行血型检查,则按照"6.未查"填写。"Rh"根据患者血型检查结果填写。如果患者无既往血型资料,本次住院

也未进行血型检查,则按照"6.未查"填写。如有血费,则血型不能填写成"5""6"情况。

(三十一)签名

医师签名要能体现三级医师负责制。三级医师指住院医师、主治医师和具有副主任医师以上专业技术职务任职资格的医师。在三级医院中,病案首页中"科主任"栏签名可以由病区负责医师代签,其他级别的医院必须由科主任亲自签名,如有特殊情况,可以指定主管病区的负责医师代签。

责任护士指在已开展责任制护理的科室,负责本患者整体护理的责任护士。

编码员指负责病案编目的分类人员。

质控医师指对病案终末质量进行检查的医师。

质控护士指对病案终末质量进行检查的护士。

质控日期由质控医师填写。

(三十二)手术及操作编码

手术及操作编码目前按照全国统一的 ICD-9-CM-3 编码执行。表格中第一行应当填写本次住院的主要手术和操作编码。

(三十三)手术级别

指按照《医疗技术临床应用管理办法》(卫医政发〔2009〕18 号)要求,建立手术分级管理制度。根据风险性和难易程度不同,手术分为四级,填写相应手术级别对应的阿拉伯数字:①一级手术(代码为 1):指风险较低、过程简单、技术难度低的普通手术。②二级手术(代码为 2):指有一定风险、过程复杂程度一般、有一定技术难度的手术。③三级手术(代码为 3):指风险较高、过程较复杂、难度较大的手术。④四级手术(代码为 4):指风险高、过程复杂、难度大的重大手术。

(三十四)手术及操作名称

指手术及非手术操作(包括诊断及治疗性操作,如介入操作)名称。表格中第一行应当填写本次住院的主要手术和操作名称。主要手术或操作一般要与主要诊断相对应,一般是风险最大、难度最高、花费最多的手术或操作。填写顺序:主要手术→其他手术(按时间)→主要有创治疗操作→其他有创操作(按时间)→主要诊断性操作→其他诊断性操作(按时间)。手术要根据其解剖部位、性质、术式、入路来进行具体描述。

(三十五)切口愈合等级

包括 8 级。①0 类切口:指经人体自然腔道进行的手术以及经皮腔镜手术,如经胃腹腔镜手术、经脐单孔腹腔镜手术等。②Ⅰ类切口:无菌切口,又称清洁手术切口,指在充分准备的条件下,可以做到临床上无菌的切口。常见的有颅脑、四肢、躯干及不进入胸、腹腔脏器等手术,如甲状腺切除术、乳腺切除术、单纯骨折切开复位术、单纯疝修补术等。③Ⅱ类切口:可能污染的切口,指按手术性质有可能污染的手术切口,常见的有鼻及鼻窦手术、扁桃体手术、气管支气管手术、断肢(指)再造术、胃肠手术、胆囊及胆道手术,如阑尾切除术、胆囊切除术等。某些部位(如阴囊及会阴部)皮肤不易彻底消毒,其切口也属于此类。新缝合的切口又再度切开者、新近愈合的切口(如二期胸廓成形术的切口),以及6小时以内的创伤面经过初期外科处理而缝合的切口均属于此类切口。④Ⅲ类切口:感染切口,指在邻近感染区,直接暴露于感染物的切口,如十二指肠溃疡穿孔修补术、脓肿切开引流术、感染切口引流术、化脓性腹膜炎腹腔探查术、腭裂修补术等。⑤甲级愈合:表示切口愈合优良,没有不良反应的初期愈合。⑥乙级愈合:表示切口愈合欠佳,有血肿、积液、皮肤坏死、切口破裂等,但切口未感染。⑦丙级愈合:表示切口感染,需要将缝合的切口分开进行引流。⑧其他:指出院时切口未达到拆线时间,切口未拆线或无须拆线,愈合情况尚未明确的状态。注意:腔镜手术应根据手术的类型和手术部位的具体情况选择1~3级切口,而非0类切口(表4-4)。

表4-4　切口愈合等级

切口分组	切口等级/愈合类别	内涵
0类切口		有手术,但体表无切口或腔镜手术切口
Ⅰ类切口	Ⅰ/甲	无菌切口/切口愈合良好
	Ⅰ/乙	无菌切口/切口愈合欠佳
	Ⅰ/丙	无菌切口/切口化脓
	Ⅰ/其他	无菌切口/出院时切口愈合情况不确定
Ⅱ类切口	Ⅱ/甲	沾染切口/切口愈合良好
	Ⅱ/乙	沾染切口/切口愈合欠佳
	Ⅱ/丙	沾染切口/切口化脓
	Ⅱ/其他	沾染切口/出院时切口愈合情况不确定
Ⅲ类切口	Ⅲ/甲	感染切口/切口愈合良好
	Ⅲ/乙	感染切口/切口欠佳
	Ⅲ/丙	感染切口/切口化脓
	Ⅲ/其他	感染切口/出院时切口愈合情况不确定

(三十六)麻醉方式

指为患者进行手术、操作时使用的麻醉方法,如全麻、局麻、硬膜外麻醉等。

(三十七)离院方式

指患者本次住院出院的方式,具体分6种:①医嘱离院(代码为1):患者本次治疗结束后,按医嘱要求出院,回到住地进一步康复等情况。②医嘱转院(代码为2):指医疗机构根据诊疗需要,将患者转往相应医疗机构进一步诊治,用于统计"双向转诊"开展情况。如果接收患者的医疗机构明确,需要填写转入医疗机构的名称。③医嘱转社区卫生服务机构/乡镇卫生院(代码为3):如果接收患者的社区卫生服务机构明确,需要填写社区卫生服务机构/乡镇卫生院名称。④非医嘱离院(代码为4):指患者未按照医嘱要求而自动离院,如患者疾病需要住院治疗,但患者出于个人原因要求出院,此种出院并非由医务人员根据患者病情决定,属于非医嘱离院。⑤死亡(代码为5):指患者在住院期间死亡。⑥其他(代码为9):指除上述5种出院去向之外的其他情况。

(三十八)是否有出院31天内再住院计划

指患者本次住院出院后31天内是否有诊疗需要的再住院安排。选填:有、无。如果有再住院计划,则需要填写目的,如进行二次手术。

(三十九)颅脑损伤患者昏迷时间

指颅脑损伤患者昏迷时间总和,按入院前、入院后分别统计,间断昏迷的填写各段昏迷时间的总和。只有颅脑损伤的患者需要填写昏迷时间。

(四十)住院费用

总费用指患者住院期间发生的与诊疗相关的所有费用之和。凡可由医院信息系统提供住院费用清单的,住院病案首页中可不填写。已实现城镇职工、城镇居民基本医疗保险或新农合即时结报的地区,应当填写"自付金额"。

住院费用共包括10个费用类型:

1.综合医疗服务类 各科室共同使用的医疗服务项目发生的费用。

(1)一般医疗服务费:包括诊查费、床位费、会诊费、营养咨询等费用。

(2)一般治疗操作费:包括注射、清创、换药、导尿、吸氧、抢救、重症监护等费用。

(3)护理费:患者住院期间等级护理费用及专项护理费用。

(4)其他费用:病房取暖费、病房空调费、救护车使用费、尸体料理费等。

2.诊断类 用于诊断的医疗服务项目发生的费用。

(1)病理诊断费:患者住院期间进行病理学有关检查项目费用。

（2）实验室诊断费：患者住院期间进行各项实验室检验费用。

（3）影像学诊断费：患者住院期间进行透视、造影、CT、磁共振检查、B超检查、核素扫描、PET等影像学检查费用。

（4）临床诊断项目费：临床科室开展的其他用于诊断的各种检查项目费用。包括有关内镜检查、肛门指诊、视力检测等项目费用。

3. 治疗类

（1）非手术治疗项目费：临床利用无创手段进行治疗的项目产生的费用。包括高压氧舱、血液净化、精神治疗、临床物理治疗等。临床物理治疗指临床利用光、电、热等外界物理因素进行治疗的项目产生的费用，如放射治疗、放射性核素治疗、聚焦超声治疗等项目产生的费用。

（2）手术治疗费：临床利用有创手段进行治疗的项目产生的费用。包括麻醉费及各种介入、孕产、手术治疗等费用。

4. 康复类 对患者进行康复治疗产生的费用。包括康复评定和治疗。

5. 中医类 利用中医手段进行治疗产生的费用。

6. 西药类 包括有机化学药品、无机化学药品和生物制品费用。①西药费：患者住院期间使用西药所产生的费用。②抗菌药物费用：患者住院期间使用抗菌药物所产生的费用，包含于"西药费"中。

7. 中药类 包括中成药和中草药费用。

（1）中成药费：患者住院期间使用中成药所产生的费用。中成药是以中草药为原料，经制剂加工制成各种不同剂型的中药制品。

（2）中草药费：患者住院期间使用中草药所产生的费用。中草药主要由植物药（根、茎、叶、果等）、动物药（内脏、皮、骨、器官等）和矿物药组成。

8. 血液和血液制品类

（1）血费：患者住院期间使用临床用血所产生的费用，包括输注全血、红细胞、血小板、白细胞、血浆的费用。医疗机构对患者临床用血的收费包括血站供应价格、配血费和储血费。

（2）白蛋白类制品费：患者住院期间使用白蛋白的费用。

（3）球蛋白类制品费：患者住院期间使用球蛋白的费用。

（4）凝血因子类制品费：患者住院期间使用凝血因子的费用。

（5）细胞因子类制品费：患者住院期间使用细胞因子的费用。

9. 耗材类 当地卫生、物价管理部门允许单独收费的耗材。按照医疗服务项目所属类别对一次性医用耗材进行分类。"诊断类"操作项目中使用的耗材均归入"检查用一次性医用材料费";除"手术治疗"外的其他治疗和康复项目(包括"非手术治疗""临床物理治疗""康复""中医治疗")中使用的耗材均列入"治疗用一次性医用材料费";"手术治疗"操作项目中使用的耗材均归入"手术用一次性医用材料费"。

(1)检查用一次性医用材料费:患者住院期间检查检验所使用的一次性医用材料费用。

(2)治疗用一次性医用材料费:患者住院期间治疗所使用的一次性医用材料费用。

(3)手术用一次性医用材料费:患者住院期间进行手术、介入操作时所使用的一次性医用材料费用。

10.其他类 患者住院期间未能归入以上各类的费用总和。

第二节 主要诊断的选择原则

一、主要诊断的定义

经医疗机构诊治确定的导致患者本次住院就医主要原因的疾病(或健康状况)。

二、主要诊断选择总则

本次医疗事件中选择对患者健康危害最大、消耗医疗资源最多、影响住院时间最长的诊断作为患者的主要诊断。主要诊断是住院的理由,而住院的理由并不一定是初始原因。当住院过程中突发其他更为严重的疾病或并发症时,则选择新发疾病或并发症作为主要诊断。

三、主要诊断选择细则

1.对于复杂诊断的主要诊断选择,如果病因诊断能够包括一般的临床表现,则选择病因诊断。如果出现的临床症状不是病因的常规表现,而是疾病某种严重的后果,是疾病发展的某个阶段,那么要选择这个重要的临床表现为主要诊断,但不选择疾病的终末情况,如呼吸循环衰竭作为主要诊断。例1:高血压动脉粥样硬化型心脏病、心律不齐,选择高血压动脉粥样硬化型心脏病。例2:冠状动脉粥样硬化性心脏病、急性膈面正后壁心肌梗死,选择急性膈面正后壁心肌梗死。例3：老年性慢性支气管炎、支气管哮喘、肺源性心脏病,选择肺源性心脏病。

2.对已治疗的和未治疗的疾病,选择已治疾病为主要诊断。例：急性胃肠炎(已治)、高血压性心脏病(未治),选择急性胃肠炎。

3.患者由于某些症状或体征或异常检查结果而住院,治疗结束时仍未能确诊,那么症状、体征或异常发现可作为主要诊断。例：血红蛋白尿,选择血红蛋白尿。

4.因怀疑诊断住院,在出院时仍没有确诊,怀疑诊断要按照确定诊断编码,而且可作为主要诊断。例：急性胆囊炎待除外,选择急性胆囊炎。

5.当多个诊断没有一个更为突出,而多诊断又可分类到一个被称为"多发……"的类目时,选择"多发……"的类目编码为主要编码,而对所列出的逐个情况可加用附加编码。这样的编码主要用于与HIV有关的情况以及损伤和后遗症。例1：HIV感染引起的分枝杆菌感染、脑病、卡波西肉瘤,选择HIV感染造成的分类于他处的多发性疾病为主要编码,对HIV感染引起的分枝杆菌感染、HIV感染引起的脑病和HIV感染引起的卡波西肉瘤仍要逐个编码,但作为附加编码。例2：头、颈部擦伤,选择头颈部擦伤为主要编码,还要分别对头部擦伤、颈部擦伤编码,作为附加编码。

6.当两个疾病或一个疾病伴有相关的临床表现有合并编码时,就要选择合并编码作为主要编码,不能将其分开编码。例1：肾衰竭、高血压肾病,选择高血压肾病伴有肾衰竭。例2：慢性胆囊炎、胆总管结石,选择慢性胆囊炎伴有胆总管结石。

7.后遗症若是当前正在治疗疾病的原因,主要编码选择正在治疗的疾病,后遗症作为附加编码。例：脑血管病后偏瘫(陈旧性),选择偏瘫。

8.急慢性情况,当慢性疾病急性发作时,如果有合并编码则选择合并编码为主要诊断;如果没有合并编码,而且ICD-10索引中对急慢性情况有分别编码,则选择急性编码为主要诊断。例：慢性阑尾炎急性发作,选择急性阑尾炎。

9.除规则中特殊约定的要求外,原则上"入院病情"为"4"的诊断不应作为主要诊断。

10.一般情况下,有手术治疗的患者的主要诊断要与主要手术治疗的疾病相一致。

11.急诊手术术后出现的并发症,应视具体情况根据主要诊断选择原则总则正确选择主要诊断。

12. 择期手术后出现的并发症,应作为其他诊断填写,而不应作为主要诊断。

13. 择期手术前出现的并发症,应视具体情况根据主要诊断选择原则总则正确选择主要诊断。

14. 当住院是为了手术和其他需治疗的并发症时,该并发症作为主要诊断。当该并发症被编在 T80~T88 系列时,由于编码在描述并发症方面缺少必要的特性,需要另编码对该并发症进行说明。

15. 当诊断不清时,主要诊断可以是疾病、损伤、中毒、体征、症状、异常发现,或者其他影响健康状态的因素。

16. 当有明确的临床症状和相关的疑似诊断时,优先选择明确的临床症状作为主要诊断。疑似诊断作为其他诊断。

17. 极少情况下,会有 2 个或 2 个以上疑似诊断的情况,如:"……不除外、或……"(或类似名称),如果诊断都可能存在,且无法确定哪个是更主要的情况下,选其中任一疑似诊断作为主要诊断,将其他疑似诊断作为其他诊断。

18. 如果确定有 2 个或 2 个以上诊断同样符合主要诊断标准,在编码指南无法提供参考的情况下,应视具体情况根据主要诊断选择原则总则正确选择主要诊断。

19. 由于各种原因导致原诊疗计划未执行时:①未做其他诊疗情况下出院的,仍选择拟诊疗的疾病作为主要诊断,并将影响患者原计划未执行的原因写入其他诊断。②当针对某种导致原诊疗计划未执行的疾病(或情况)做了相应的诊疗时,选择该疾病(或情况)作为主要诊断,拟诊疗的疾病作为其他诊断。

20. 从急诊留观室留观后入院的,当患者因为某个疾病(或情况)被急诊留观,且随后因为同一疾病(或情况)在同一家医院住院,选择导致急诊留观的疾病(或情况)作为主要诊断。

21. 当患者在门诊手术室接受手术,并且继而入住同一家医院变为住院患者时,要遵从下列原则选择主要诊断:①如果因并发症入院,选择该并发症作为主要诊断。②如果住院的原因是与门诊手术无关的另外原因,选择这个另外原因作为主要诊断。

22. 多部位烧伤,以烧伤程度最严重部位的诊断作为主要诊断。同等烧伤程度的情况下,选择烧伤面积最大部位的诊断作为主要诊断。

23. 多处损伤,选择明确的最严重损伤和/或主要治疗的疾病诊断作为主要诊断,否则要使用综合编码。

24. 中毒的患者,选择中毒诊断作为主要诊断,临床表现作为其他诊断。如果有药物滥用或药物依赖的诊断,应写入其他诊断。

25. 产科的主要诊断是指产科的主要并发症或合并疾病。没有任何并发症或合并疾病分娩的情况下,选择 O80 或 O84 为主要诊断。

26. 当患者住院的目的是进行康复,选择患者需要康复治疗的问题作为主要诊断;如果患者入院进行康复治疗的原发疾病已经不存在了,选择相应的后续治疗作为主要诊断。

27. 恶性肿瘤主要诊断的选择

(1)本次住院治疗是针对恶性肿瘤时,恶性肿瘤为主要诊断。

(2)本次住院对恶性肿瘤进行外科手术切除(包括原发部位或继发部位),无论是否行术前和/或术后放疗或化疗,选择恶性肿瘤作为主要诊断。

(3)本次住院针对恶性肿瘤行放疗或化疗,但住院目的是为明确肿瘤诊断(如恶性程度、肿瘤范围),或是为确诊肿瘤进行某些操作(如穿刺活检等),主要诊断应选择原发(或继发)部位的恶性肿瘤。

(4)本次住院为行恶性肿瘤的化疗、放疗、免疫治疗,选择恶性肿瘤化疗(编码 Z51.1)、放疗(编码 Z51.0)或免疫治疗(编码 Z51.8)作为主要诊断,恶性肿瘤作为其他诊断。若患者在本次住院中接受了不止一项的上述治疗,则可以使用超过一个的编码,应视具体情况根据主要诊断选择原则总则正确选择主要诊断。

(5)本次住院是针对继发部位的恶性肿瘤治疗时,以继发部位的恶性肿瘤作为主要诊断。若原发肿瘤依然存在,原发肿瘤作为其他诊断。如果原发恶性肿瘤在先前已被切除或根除,恶性肿瘤个人史作为其他诊断,用来指明恶性肿瘤的原发部位。

(6)本次住院只针对恶性肿瘤和/或为治疗恶性肿瘤所造成的并发症进行治疗时,选择该并发症作为主要诊断,恶性肿瘤作为其他诊断首选。如果同时有多个恶性肿瘤,按照肿瘤恶性程度的高低顺序书写。

(7)当患者为治疗恶性肿瘤相关贫血入院,且仅对贫血进行了治疗,应选肿瘤疾病引起的贫血作为主要诊断(D63.0＊肿瘤引起的贫血),恶性肿瘤作为其他诊断。当患者为了治疗因化疗、放疗和免疫治疗引起的贫血而住院时,且仅对贫血进行了治疗,应选择贫血作为主要诊断,相关的肿瘤诊断作为其他诊断。当患者为了接受化疗、放疗和免疫治疗而入院,治疗中产生了并发症,如难以控制的恶心、呕吐或脱水,仍选择化疗、放疗和免疫治疗作为主要诊断,并发症作为其他诊断。当患者因为恶性肿瘤引起的并发症(如脱水)住院治疗时,且仅对该并发症(如脱水)进行了治疗(如静脉补液),选择该并发症(如脱水)作为主要诊断,相关的肿瘤诊断作为其他诊断。

(8)未特指部位的广泛转移恶性肿瘤使用编码 C80,该诊断只有在患者有了转移病灶且不知道原发和继发部位时使用。当有已知继发部位肿瘤的诊断时,应分别逐一诊断。

(9)当患者妊娠期患有恶性肿瘤,选择妊娠、分娩及产褥期并发恶性肿瘤(O99.8)作为主要诊断,ICD-10 第二章中的适当编码作为其他诊断,用来明确肿瘤的类型。

(10)肿瘤患者住院死亡时,应根据上述要求,视本次住院的具体情况正确选择主要诊断。

第三节　其他诊断填写原则

《住院病案首页数据填写质量规范(暂行)》(国卫办医发〔2016〕24 号)中的第十七条至第二十一条明确规定了病案首页其他诊断的填写要求。

第十七条　以治疗中毒为主要目的的,选择中毒作为主要诊断,临床表现作为其他诊断。

第十八条　其他诊断是指除主要诊断以外的疾病、症状、体征、病史及其他特殊情况,包括并发症和合并症。

并发症是指一种疾病在发展过程中引起的另一种疾病,后者即为前者的并发症。

合并症是指一种疾病在发展过程中出现的另外一种或几种疾病,后发生的疾病不是前一种疾病引起的。合并症可以是入院时已存在,也可以是入院后新发生或新发现的。

第十九条　填写其他诊断时,先填写主要疾病并发症,后填写合并症;先填写病情较重的疾病,后填写病情较轻的疾病;先填写已治疗的疾病,后填写未治疗的疾病。

第二十条　下列情况应当写入其他诊断:

入院前及住院期间与主要疾病相关的并发症;现病史中涉及的疾病和临床

表现;住院期间新发生或新发现的疾病和异常所见;对本次住院诊治及预后有影响的既往疾病。

第二十一条　由于各种原因导致原诊疗计划未执行、且无其他治疗出院的,原则上选择拟诊疗的疾病为主要诊断,并将影响原诊疗计划执行的原因(疾病或其他情况等)写入其他诊断。

第四节　主要手术和操作填写原则

《医疗保障基金结算清单》对手术和操作有明确的填报要求:

一、主要手术和操作是指患者本次住院期间,针对临床医师为患者做出主要诊断的病症所施行的手术或操作。一般是风险最大、难度最大、花费最多的手术和操作。

二、填写手术和操作时,优先填写主要手术或操作。

三、填写一般手术和操作时,如果既有手术又有操作,按手术优先原则。

四、仅有操作时,首先填写与主要诊断相对应的主要治疗性操作(特别是有创的治疗性操作),后依时间顺序逐行填写其他操作。

五、手术和操作填报范围

(一)ICD-9 中有正式名称的全部手术要求编码填报。

(二)除"无须填报和编码的原则"及"无须填报和编码的操作"要求以外的操作均应进行编码填报。

1. 无须填报和编码的原则　在一次住院期间,大多数患者都需执行的常规操作,最主要的是因为对于这些操作的医疗资源消耗可以通过诊断或其他相关操作反映出来,也就是说对于某个特定的诊断或操作,其是诊疗规范标准中的必然之选。例如,对于科勒斯(Colles)骨折必然会使用 X 线和石膏固定;脓毒血症诊断必然会静脉输抗生素。

2. 无须填报和编码的操作包括:

(1)石膏的固定、置换、去除。

(2)经留置导管的膀胱灌注、膀胱造口冲洗。

(3)插管:①除心导管、外科插管、新生儿插管以外的动脉或静脉插管,如经外周静脉穿刺的中心静脉导管、中心静脉导管、S-W 插管。②除耻骨上造瘘插管的泌尿系统插管。

(4)多普勒检查。

(5)一般其他药物治疗无须编码：①对于日间病例该药物是主要治疗。②化疗、新生儿特殊的药物干预，除外。

(6)心电图、动态心电图检查。

(7)伴心脏手术时，经皮或经静脉置入的临时电极(术中使用临时心脏起搏器)，包括对其进行调整、重新定位、去除电极等操作。

(8)肌电图、尿道括约肌肌电图、眼肌电图。

(9)影像：一般 X 线平片检查、磁共振、CT、B 超检查(经食管超声心动除外)。

(10)监测：包括心脏、血管压力监测＜24 小时(如 24 小时血压监测、中心静脉压监测、肺动脉压监测、肺动脉嵌入压监测)。

(11)鼻-胃管插管的减压和鼻饲(新生儿除外)。

(12)操作中的某些组成部分。

(13)应激试验，如铊应激试验伴经食管心室起搏、铊应激试验不伴经食管心室起搏。

(14)骨牵引、皮牵引。

注：①ICD-9 中的标准优先。②如果需要全身麻醉而进行的操作，上述编码要编。③对于日间医疗的患者，上述如果是主要住院原因要编。

第五章　疾病与手术操作编码

第一节　国际疾病分类编码与 DRG 的关系

国际疾病分类编码分为疾病分类与手术操作分类编码，是对诊疗过程中的疾病诊断和治疗信息的规范加工过程，是病案信息管理的重要环节，也是精髓所在。

DRG 的分组实质上是将临床过程相近和/或资源消耗相当的病例分类组合成为若干个组别，组与组之间制定不同的权重用以反映各组的特征。DRG 分组结果考虑了疾病的严重程度和复杂性、医疗需要及强烈程度和投入医疗行为过程中的医疗资源，总的来说就是将临床过程相近、医疗资源消耗相似的病例划归到一个 DRG 疾病组内。组与组之间存在统计学上的差异性，变异系数小于 1。

那么，国际疾病分类编码又与 DRG 的分组有什么关系呢？

第一，国际疾病分类编码是 DRG 分组的前提条件。没有统一的疾病编码，无法对大数据中的病案首页信息进行汇总、整理、统计分析；就犹如在游乐园没有用一把同样公正的尺子去衡量孩子的身高进行收费活动。只有编码库做到了统一，大数据中的数据标准才能统一，才能进行横向和纵向的比较。

第二，国际疾病分类编码又是 DRG 分组的基础。DRG 分组框架除参考部分与疾病相关的患者基本信息外，主要根据出院病案首页疾病及手术操作栏的诊断编码的不同搭配组合形成不同的"病例组合"入组模型。所以病例能否入组，首先得统一一致分类编码，否则会直接因编码不匹配导致无法入组。

第三，国际疾病分类编码决定 DRG 分组的结果。根据具体的疾病分类编码可以进入不同的组别中，所以疾病编码的质量（包括编码的准确性、完整性、主要诊断/手术操作编码的正确性)都决定分组的具体结果,所以我们要根据国际疾病分类规则及主要诊断/手术操作的选择原则正确填写病案首页,才能保证分组的准确性。

第二节　ICD-10疾病诊断分类

一、ICD-10在我国的应用

1993年,国际技术监督局发布了疾病分类与代码的国标,将ICD-9的分类标准完全等同于国际标准;2002年,ICD-10被批准为我国新的国家疾病分类与代码标准,于2003年1月1日起生效。2010年,卫生部统计信息中心与北京协和医院世界卫生组织国际分类家族合作中心、中国医院协会病案专业委员会等机构联合编制了《疾病分类与代码(修订版)》,这是对ICD-10的本地化修订,将疾病分类编码扩展到6位数。同时,2006年以来,为适应医院疾病统计和医疗管理工作的需要,各地陆续编制了一些地方ICD版本,如北京临床版、广东版、上海版等。近年来,为适应医疗卫生精细化管理的需要,国家卫生健康委医政医管局推出了国家临床版用于公立医院绩效考核,而国家医疗保障局推出了医保版ICD用于医疗支付方式改革。各版本的分类原理和框架都是遵从WHO发布的ICD-10版本,只是应用目的不同,扩充条目不同。

二、ICD-10的基础知识

（一）ICD-10的分类原理

ICD-10的分类原理其实就是疾病分类轴心-分类时所采用的疾病某种特征。分类轴心主要分为四类,即病因、解剖部位、临床表现和病理类型。

四个轴心中病因和部位是核心的轴心,疾病诊断通常包含这两个成分。病理轴心的内容只针对肿瘤病理和肾脏疾病的病理。临床表现包括症状、体征、分期、分型、炎症的病理改变、年龄、性别等。

（二）疾病诊断构成成分对编码的影响

1.病因诊断对编码的影响　　国际疾病分类是根据临床流行病学特点编著的疾病分类方案,强调疾病的流行性,也强调临床的专科性。不同病因的诊断编码不同,有的甚至跨越章节,病因成分会较大地改变编码的位置。

2.部位成分对编码的影响　　部位是疾病名称的核心成分,一般医师都会述及,但工作中很多医师对具体部位描述得不够详细和准确,如风湿性心脏病(没有指出瓣膜)、乳腺癌(没有指出发生的象限)。部位成分不准确会在亚目水平上发生变化引起编码不准确。

3. 病理诊断对编码的影响 由于病理诊断只针对肿瘤和肾脏疾病,因此它的影响只限于这两类疾病。如果未能指出病理结果,则肿瘤无法完成形态学编码并且疾病诊断无法确定疾病的性质,肾脏病无法完成亚目编码。

4. 临床表现对编码的影响 临床表现是一个重要的分类轴心,它是否会影响到编码取决于疾病诊断的分类类目轴心是病因、部位或是临床表现。例如:

老年性支气管炎　　J42　　(分类于慢性支气管炎)

卡他性支气管炎　　J40　　(分类于未特指急、慢性支气管炎)

卡他性支气管炎(年龄小于15岁)　　J20　　(分类于急性支气管炎)

三、ICD-10 的结构及相关术语

ICD-10 由三卷组成,第一卷为类目表,第二卷为指导手册,第三卷为字母顺序索引。

ICD-10 第一卷的内容分为二十二章,如下:

前言

致谢

世界卫生组织国际分类家族合作中心

国际疾病分类第十次国际修订会议报告

三位数类目表

内容类目表和四位数亚目

第一章　某些传染病和寄生虫病(A00-B99)

第二章　肿瘤(C00-D48)

第三章　血液及造血器官疾病和某些涉及免疫机制的疾病(D50-D89)

第四章　内分泌、营养和代谢疾病(E00-E90)

第五章　精神和行为障碍(F00-F99)

第六章　神经系统疾病(G00-G99)

第七章　眼和附器疾病(H00-H59)

第八章　耳和乳突疾病(H60-H95)

第九章　循环系统疾病(I00-I99)

第十章　呼吸系统疾病(J00-J99)

第十一章　消化系统疾病(K00-K93)

第十二章　皮肤和皮下组织疾病(L00-L99)

第十三章　肌肉骨骼系统和结缔组织疾病(M00-M99)

第十四章　泌尿生殖系统疾病(N00-N99)

第十五章　妊娠、分娩和产褥期(O00-O99)

第十六章　起源于围产期的某些情况(P00-P96)

第十七章　先天性畸形、变形和染色体异常(Q00-Q99)

第十八章　症状、体征和临床与实验室异常所见,不可归类他处者(R00-R99)

第十九章　损伤、中毒和外因的某些其他后果(S00-T98)

第二十章　疾病和死亡的外因(V01-Y98)

第二十一章　影响健康因素和其他需要就医情况(Z00-Z99)

第二十二章　用于特殊目的的编码(U00-U99)

肿瘤的形态学

死亡和疾病的特殊类目表

定义

关于命名的条例

ICD-10 第二卷包括对 ICD-10 的基本描述,对死亡原因和疾病编码人员的实践指导,以及对数据报告书及解释的指南。第二卷并不意味着对使用者提供详细的培训,还需要在正规指导课程中加以丰富和充实。

ICD-10 第三卷索引的内容和结构主要为:

前言

索引中容易误读的汉字

疾病和损伤性质的字母顺序索引(第一个索引)

损伤的外部原因索引(第二个索引)

药物和化学制剂表索引(第三个索引)

前言中包含了一些简单的说明,索引中容易误读的汉字专门列了一张表,由于索引先将名称按汉语拼音拼写出来,然后按英文字母的顺序排列(称之为:汉语拼音—英文字母的顺序排列),因此读错音将会导致查不到编码。例如,贲(贲门)正音为(bēn),误读音为(pēn),两个词的位置相差近 600 页。

疾病编码、损伤性质和肿瘤的形态学编码都要在第一个索引中查找,损伤的外部原因编码要在第二个索引中查找,中毒的外因以及中毒外因后果的编码都可以在第三个索引中查找。三个索引都是独立的索引,每个索引都有首字拼音和笔画的检字表。

四、专用术语

1.类目表　指三位数编码表。

2.内容类目表　指四位数编码表。

3.类目　指三位数编码,包括一个字母和两位数字。例如,A01 伤寒和副伤寒。

4.亚目　指四位数编码,包括一个字母、三位数字和一个小数点。例如,A01.0伤寒。

有的亚目为若干个 3 位数类目的共用亚目,如:

糖尿病

(E10-E14)

如系药物诱发者,需要时,使用标明药物。下列第四位数亚目用于类目 E10-E14:

.0 　　伴有昏迷

　　　糖尿病:

　　　　·昏迷,伴有或不伴有酮症酸中毒

　　　　·高渗性昏迷

　　　　·低血糖性昏迷

　　　高血糖性昏迷 NOS

.1 　　伴有酮症酸中毒

　　　糖尿病:

　　　　·酸中毒

　　　未提及昏迷

　　　　·酮症酸中毒

.2† 　伴有肾的并发症

　　　糖尿病肾病(N08.3＊)

　　　毛细血管内肾小球性肾病(N08.3＊)

　　　基梅尔施泰因-威尔逊综合征〔毛细血管间性肾小球硬化症〕(N08.3＊)

.3† 　伴有眼的并发症

　　　糖尿病:

　　　　·白内障(H28.0＊)

　　　　·视网膜病(H36.0＊)

续表

.4†	伴有神经的并发症
	糖尿病：
	· 肌萎缩(G73.0*)
	· 自主神经病变(G99.0*)
	· 单一神经病变(G59.0*)
	· 多发神经病变(G63.2*)
	· 自主的(G99.0*)
.5†	伴有周围循环并发症
	糖尿病：
	· 坏疽
	· 周围血管病(I79.2*)
	· 溃疡
.6†	伴有其他特指的并发症
	· 糖尿病关节病(M14.2*)
	· 神经病性(M14.6*)
.7†	伴有多个并发症
.8†	伴有未特指并发症
.9†	不伴有并发症

上述共用亚目表明 E10-E14 类目要在此表中选择某一个亚目编码才构成完整的编码。

5. 细目 是指五位数编码，一个字母、四位数字和一个小数点。如 S02.01 顶骨开放性骨折。细目是选择性使用的编码，它提供一个与四位数分类轴心所不同的轴心分类，其特异性更强。他们出现在第十三章肌肉骨骼系统和结缔组织疾病，第十九章损伤、中毒和外因的某些其他后果和第二十章疾病和死亡的外因中。对于第十九章中表示骨折开放性或闭合性的细目编码，必须使用，不是选择性编码。

6. 残余类目(剩余类目) 指亚目标题含有"其他"和"未特指"字样的亚目。例如，K81.8 其他的胆囊炎、K81.9 未特指的胆囊炎。残余类目是分类那些不能归类到该类目下其他特指亚目的疾病。在 ICD-10 中，这些疾病绝大多数还是分类在.8 和.9;但也有例外，如 K86.1 其他的慢性胰腺炎。

7. 双重分类(星剑号分类系统) 指星号和剑号编码，剑号表明疾病的原因，星号表明疾病的临床表现。例如，结核性乳突炎，用 A18.0† 表明疾病由结核分枝杆菌所致,用 H75.0＊表明疾病的临床表现为乳突炎。星号编码是附加编码,不能单独使用。

8. 主要编码和附加编码　主要编码指对主要疾病的编码,通常是住院的原因。当患者住院期间存在多个疾病时,应依据主要诊断选择原则进行编码。附加编码又称次要编码,指除主要编码外的其他任何编码。包括损伤中毒的外部原因编码和肿瘤形态学编码。例如,由于被犬咬伤,患者腿部有开放性伤口并存在肌腱损伤,主要编码为 S86.9,附加编码为 W54.9。卡波西肉瘤的编码为C46.9(主要诊断),M9140/3(附加形态学编码)。

9. 合并编码　当两个疾病诊断或者一个疾病诊断伴有相关的临床表现被分类到一个编码时,这个编码称为合并编码。如慢性胆囊炎伴胆石症,编码为K81.1,不能分别编码为慢性胆囊炎 K81.1 和胆石症 K80.5。

10. 多数编码　用一个以上的编码来说明一个复杂诊断报告的所有成分,称为多数编码。从各方面的用途考虑,采用多数编码都有好处,但过多过细的分类必定会增加工作量。因此,建议只对进行了治疗的疾病进行编码,对于未进行治疗而又与主要疾病相关或可能相关,今后在科研中可能会应用的疾病酌情编码。根据经验,一般医院编码 5 个疾病诊断和 3 个手术操作名称就可以满足各方面的需要。

11. 形态学编码　是说明肿瘤的组织学类型和动态的编码,用 M 加 5 位数字表示。没有形态学编码的新生物,将不被认为是肿瘤,不分类到肿瘤章。肿瘤编码都有对应的形态学编码,如 M8550/3 腺泡细胞癌,M8550 是组织编码,表示腺泡组织,而/3 表示恶性。动态编码有固定的意义:/0代表良性;/1 代表是否良性或恶性未肯定;/2 代表原位癌;/3 代表恶性,原发部位;/6 代表恶性,转移部位。

12. 肿瘤表　指卷三的肿瘤部位编码表。

13. 疾病性质分类　指疾病的病因、临床症状的分类,还包括损伤、中毒的临床表现的分类。这部分的编码要在第三卷第一部分的"疾病和损伤性质的字母顺序索引"中查找。

14. 损伤与中毒外因分类　指造成损伤的原因或中毒的原因及物质。对于损伤的外部原因的编码可在第三卷第二部分"损伤的外部原因索引"中查找。对于中毒的外部原因的编码可在第三卷第三部分"药物和化学制剂表索引"中查找。

五、ICD-10 的编码构成

疾病编码的基本构成见图 5-1。

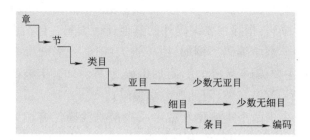

图 5-1　疾病编码的基本构成

实际应用中有延拓码结构解析。

（一）有亚目的条目（十位码）

部分疾病诊断在延拓区分码为 00 的条目基础上加上四位拓展码（由小写字母"x"和三位数字组成）组成，有亚目的条目（十位码）示例见图 5-2。

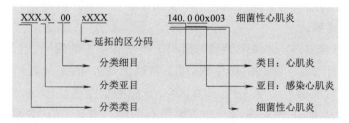

图 5-2　有亚目的条目（十位码）示例

（二）无亚目的条目（六位码）

少部分疾病诊断代码，没有亚目，是在类目基础上一位展位字符"x"，再增加两位数字的延拓区分码组成，无亚目的条目（六位码）示例见图 5-3。

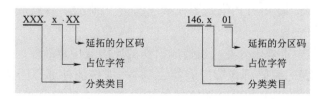

图 5-3　无亚目的条目（六位码）示例

（三）有细目的条目

5 位代码为细目代码。ICD-10 细目码是选择性使用的编码,出现在第十三章(按解剖部位细分)、第十九章(细分开放性和闭合性骨折;颅内、胸内和腹内损伤伴有及不伴有开放性伤口)、第二十章(细分事件发生时所从事活动的类型)。目前仅在第十九章中表示开放性或闭合性的 5 位细目编码具有特定意义,属于强制使用编码。有细目的条目示例见图 5-4。

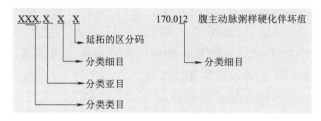

图 5-4　有细目的条目示例

（四）肿瘤形态学条目

肿瘤形态学代码由大写字母"M"为首的五位编码代表肿瘤细胞类型,加一位延拓区分码和一位动态编码共同组成,肿瘤形态学条目示例见图 5-5。

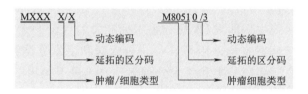

图 5-5　肿瘤形态学条目示例

第三节　ICD-9-CM-3 手术操作分类

一、ICD-9-CM-3 的发展史

手术操作分类是病案信息处理、检索、分析的重要工具之一,其与疾病分类一样重要。1959 年,为了对医疗信息进行更全面的补充,手术操作分类被美国最初汇总编写。随着各国对操作分类的需求,WHO 组织各国家工作组编写了国际医疗操作分类(international classification of procedures in medicine,

ICPM）。美国的手术操作分类资料为 ICPM 的第五章内容提供参考。但由于 ICPM 更新不及时、同一操作不能归类于一处，国际上较少使用 ICPM 进行手术分类。1978 年，美国卫生统计中心出版了国际疾病分类第 9 版临床修订本 （international classification of diseases clinical modification of 9th revision，ICD-9-CM）。该版本更加强调了临床的用途，其更适合医疗机构使用，更适用于临床疾病数据的收集、报告与比较。ICD-9-CM 共有 3 卷，第 3 卷即 ICD-9-CM-3。ICD-9-CM-3 参照了 ICPM 第五章的内容，并对其进行细分与改编，同时选择性附加了 ICPM 其他章的一些细节。ICD-9-CM-3 主要涉及外科手术及各种诊疗操作分类，是我国目前统一使用的手术操作分类编码，也是目前全世界范围内使用最广泛的手术操作分类编码。

我国早期的手术操作分类见于 1921 年北京协和医院病案科开展的手术操作编目，以解剖部位和手术式式进行分类。1927 年，北京协和医院病案科结合医院临床工作情况编印了《疾病、病理情况和手术操作名称》（nomenclature of diseases，pathological conditions and operative procedures），指导医师填写疾病诊断和手术操作名称。1935 年以后美国医学会编著的《疾病和手术标准名称》（standard nomenclature of diseases and operations）成为医师书写疾病及手术名称与病案科做编目索引的依据。1950 年，卫生部责成北京协和医院编写手术分类资料，由卫生部印发《疾病和手术标准命名》（SNDO）。20 世纪 60 年代，我国很多医院病案室均采用 SNDO 进行疾病和手术分类编目。1980 年北京协和医院编写了《疾病分类和手术分类名称》（人民卫生出版社出版）。由于手术操作更新发展较快，经过分析考察，1989 年卫生部决定采用 ICD-9-CM-3 作为我国统一使用的手术操作分类编码。2001 年，国家卫生部发布《关于修订下发住院病案首页的通知》（卫医发〔2001〕286 号），明确要求"住院病案首页填写要采用 ICD-10 和 ICD-9-CM-3"。同年，北京协和医院世界卫生组织疾病分类合作中心编译了《疾病和有关健康问题的国际统计分类（第 10 次修订本）》（第 2 版）和《国际疾病分类手术与操作（ICD-9-CM-3）》（第 9 版），经卫生部批准后在全国推广使用。2006 年北京协和医院病案科翻译了 2005 版 ICD-9-CM-3。2008 年北京协和医院病案科刘爱民编译出版了《临床修订本手术与操作：国际疾病分类（第 9 版）（ICD-9-CM-3）（2008 版）》，该版本共 17 章。在应用 3 年时间后，此版的分类已无法满足临床应用，需要尽快进行更新，于是 2011 年卫生部卫生统计信息中心对其进行修订，发布了《国际疾病分类第九版临床修订本手术与操作 ICD-9-CM-3(2011 版)》,该版本共 18 章。2017 年国家卫生计生委卫生统计信息中心以北京、上海、广东的 ICD-9-CM-3 为蓝本,参考其他省市的 ICD-9-CM-3 字典库,发布 2017 年维护版。同年的 12 月,中国卫生信息与健康医疗大数据学会(原中国卫生信息学会)批准发布了《T/CHIA 001—2017 手术、操作分类与代码》团体标准,国家卫生计生委下发通知,该标准作为《GB/T 14396—2016 疾病分类与代码》的配套标准,于 2018 年 1 月 1 日起正式实施。本着满足医学技术发展和临床实际需要的目的,2018 年国家卫生健康委卫生统计信息中心发布了《手术操作分类代码国家临床版 1.1》和《疾病分类代码国家临床版 1.1》,要求使用疾病诊断相关分组(DRG)开展医院绩效评价的地区应当使用临床版 ICD-10 和临床版 ICD-9-CM-3。2019 年 4 月 19 日国家卫生健康委启动了全国三级医院绩效考核工作,通知全国三级公立医院(含三级公立中医医院)要规范使用 2011 年修订版住院病案首页,全面启用《疾病分类代码国家临床版 2.0》《手术操作分类代码国家临床版 2.0》,以及全国统一的《中医病证分类与代码》《中医临床诊疗术语》(另行印发),实现全国范围内的疾病编码统一和手术操作编码统一。2019 年 6 月国家医疗卫生保障局遵循 ICD-9-CM-3 分类及编码规则,发布了 ICD-9-CM-3 医保版。

二、ICD-9-CM-3 的基础知识

(一)ICD-9-CM-3 的分类原理

ICD-9-CM-3 的分类原理其实就是手术分类轴心-分类时所采用手术的某种特征。分类轴心主要分为四类,即(范围)部位、术式、手术入路、疾病性质。

部位和术式是手术操作名称的基本成分,也是核心轴心。手术名称也并非要求每一个手术名称必须包括所有成分,针刺、针灸都是一种操作方式,虽然连操作部位都没有,但可以单独存在,仍可编码。

(二)手术操作名称与编码的关系

1.解剖部位对编码的影响　作为手术操作的核心成分,它是必须指出的,否则难以分类或被笼统分类。不指出部位的情况鲜有发生。

例如,切骨术的编码是 77.30

不同部位的切骨术有不同的细目编码,但不明确部位的切骨术也可以笼统编码。对于穿刺术,不指出部位就不能编码。针刺术的编码为 99.92,用于麻醉

的编码是99.91,用于灸则编码于93.35。针刺术的部位不影响编码。

再如,肺癌切除术

这是一个典型的不恰当的手术名称,因为它没有明确切除的范围。在手术分类中,如果不指出手术范围,也无法假定其切除的情况,则按病损切除术进行处理。也就是说,如本例肺癌切除术就要按照肺的局部损害进行编码。这种情况多数是不符合实际操作的,也不能假定为全肺的切除术,因此必须详细指出实际的切除范围,否则只能遵守分类规则。

在手术分类中,相同器官左右部位的编码相同。另外,当指出的部位过于详细,索引没有这个具体部位时,可采用类似疾病分类的放大法进行处理,如示指第一指节可按其他手指分类。

2.手术术式对编码的影响　手术术式也是手术名称的核心组成,它比部位更加重要,没有术式就根本无法分类。术式是医师不会漏写但又是一个常常产生问题、不能正确表达的成分。

例如,牙齿矫正术

牙齿矫正术实际上有不同的方式,一种是通过钢丝固定,另一种是通过调整牙齿的咬合。后者要通过切口、重新摆正牙齿,是一种矫形手术。两种手术差别较大,如果不明确哪一种,主观给予假定分类往往会造成编码错误,必须查看手术记录才能正确编码。

再如,眼睑修补术

修补术往往是一个不明确的术式,它不仅有缝合还有修补。发生在眼睑的修补术必须区分单纯缝合术、修补术和重建。特别是重建术,需要区分睑缘、板层或是全层。除上述情况外,还要指出疾病性质,如睑下垂、睑损伤等,否则无法编码。

3.手术入路对编码的影响　通常手术的入路不需要指出,少数情况下需要给予说明。如对垂体的手术,有些情况索引虽然没有要求,但临床上有意义,也必须注意,必要时可扩展编码表示入路。

4.疾病性质对编码的影响　疾病性质通常对手术编码没有影响,大多数情况没有必要再指出疾病的性质。如对胃进行大部切除,不必列出是溃疡或是肿瘤。但有些情况又必须指出疾病的性质,如视网膜脱离冷凝术,如果不指出是脱离,那么局部损害、撕裂也可以采用冷凝方法。对于局部损害,冷凝是一种破坏术;对于脱离,冷凝是一种再接术;对于撕裂,冷凝又是一种修补术。因此这类手术名称必须指出疾病的性质。

5.手术伴随的其他情况对编码的影响　单独性和复合性的手术对编码影响较大,往往可以改变类目,不仅仅是亚目和细目的变动。

例如,虹膜切除术　12.14

　—伴有囊切除术　13.65

　—伴有过滤手术　12.65

6.手术目的对编码的影响　手术目的必须书写明确才能准确编码。也就是说,不仅书写手术名称,还要提示手术目的,才利于编码的准确性。

例如,视网膜冷凝术(无编码)

目的:为了破坏病损　14.22

　　　为了再接(再附着)　14.52

　　　为了撕裂的修补　14.32

三、ICD-9-CM-3 的结构及相关术语

（一）ICD-9-CM-3 的结构

ICD-9-CM-3 自成一卷,包括一个类目表和一个汉语拼音–字母顺序索引表。类目表共分为十八章,除第一章操作与介入、第五章其他各类诊断和治疗性操作、第十八章其他诊断性和治疗性操作外,其他各章都是按照解剖系统分类,按编码的大小顺序排列。由于 ICD-9-CM-3 每年都做更新,因此最新一些操作如介入治疗,内镜检查与治疗等均收录其中,能够反映最新的临床检查与治疗性操作(表 5-1)。

表 5-1　ICD-9-CM-3 类目

第一章	操作和介入 NEC(00)
第二章	神经系统手术(01-05)
第三章	内分泌系统手术(06-07)
第四章	眼的手术(08-16)
第五章	其他各类诊断性和治疗性操作(17)
第六章	耳部手术(18-20)

续表

第七章	鼻、口、咽手术(21-29)
第八章	呼吸系统手术(30-34)
第九章	心血管系统手术(35-39)
第十章	血液和淋巴系统手术(40-41)
第十一章	消化系统手术(42-54)
第十二章	泌尿系统手术(55-59)
第十三章	男性生殖器官手术(60-64)
第十四章	女性生殖器官手术(65-71)
第十五章	产科操作(72-75)
第十六章	肌肉骨骼系统手术(76-84)
第十七章	体被系统手术(85-86)
第十八章	各种诊断性和治疗性操作(87-99)

（二）ICD-9-CM-3的相关术语

1. 类目、亚目和细目　与疾病诊断相同,手术操作编码也分为类目、亚目和细目等术语。类目指两位数编码,亚目指三位数编码,细目指四位数编码。但它与疾病分类也不同,一般疾病编码具体细目较少,而手术操作除少数没有细目条目可编码至亚目外,其余的应编码至细目。

例如,07　类目,其他内分泌腺手术

07.0　亚目,肾上腺区的探查手术

07.00　细目,肾上腺区的探查术 NOS

当一个手术诊断是肾上腺区的探查术,又没有其他特指时,要编码至07.00,不能编码于07.0亚目。

2. 另编　ICD-9-CM-3 中经常有"另编"的术语,另编又称也要编码,是一个重要的指示词,提示在该编码下常会出现哪些伴随的其他手术或操作,这些同时伴随的手术不能相互包括和省略,也要进行编码,并给出了编码的范围,在类目表中核对编码时,要特别注意此注释,提示不要将此附加编码漏掉。在类目表中使用这个指示词有两个目的。

(1)提示对某个同一时间内完成的操作的各个组成部分也要进行编码。

例如,36.07　药物洗脱冠状动脉支架置入

另编码任何:置入血管支架的数量(00.45-00.48)

治疗血管的数量(00.40-00.43)

开胸冠状动脉血管成形术(36.03)

经皮经管腔冠状动脉成形术[PTCA](00.66)

分支血管操作(00.44)

经管腔冠状动脉粥样硬化切除数(17.55)

(2)对使用特殊附属操作或设备也要进行编码。

例如,37.31　心包切除术

另编码:心肺搭桥[体外循环][心肺机](39.61)

3.省略编码　指当某一个手术只是手术中的一个先行步骤时,不必编码。例如,行阑尾切除术,因为剖腹的目的只是为了切除阑尾,所以剖腹术就不必编码。

4.NOS 和 NEC　NOS 和 NEC 在类目表正文部分(相当于 ICD-9 卷一)中均有出现。索引中也使用了 NEC,但很少使用 NOS。例如,类目表中 84.10 下肢截断术 NOS,未说明切除范围(部位)、残端是否修正;788.骨的诊断性操作中有 NEC。

四、ICD-9-CM-3 的编码构成

ICD-9-CM-3 的编码构成见图 5-6。

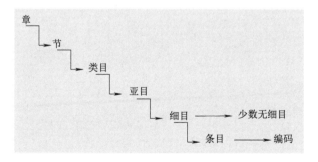

图 5-6　ICD-9-CM-3 的编码构成

实际应用中有延拓码结构解析,都为六位数编码。

（一）有细目的条目

大部分是在细目的基础上再增加两位数字的延拓区分码组成,有细目的条目示例如图 5-7 所示。

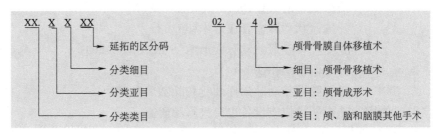

图 5-7 有细目的条目示例

（二）无细目的条目

无细目的编码在细目位置加"x"占位符再扩展,如图 5-8 所示。

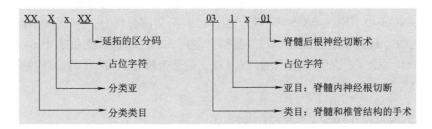

图 5-8 无细目的条目示例

第六章

CHS-DRG在医保付费中的应用

第一节　DRG用于医保付费的背景

一、医疗保险支付方式

医疗保险费用支付主要是指医疗保险机构和被保险人在获得医疗服务后，向医疗服务提供方支付医疗费用的行为。医疗保险费用支付的途径和方法称为医疗保险费用支付方式。近年来，我国采用较为广泛的支付方式包括按人头付费、按平均定额付费、按病种付费、总额预算制、按服务项目付费等。

（一）按项目付费

按项目付费是国内最广泛的付费方式，收费项目由国家发改委确定，根据患者在就医过程中发生的检查、治疗、住院、手术、用药等服务项目、价格及提供数量计费。优点是医务人员工作效率比较高；缺点是容易产生过度服务和诱导需求，医疗费用难以控制。

（二）总额预付制度

总额预付制度是由医疗保险机构与医院协商确定每个医院支付医疗费用的年度总预算额。优点是对费用有较高的控制权；缺点是供方有可能阻碍患者住院治疗，减少一些必要的服务项目，医务人员工作积极性较低。

（三）按床日付费

按住院床日付费是指在住院治疗中，根据病情的严重程度和治疗中的进展情况进行分类，对各类疾病规定各床日收（付费）标准，医疗保险方和患者这一方根据实际住院天数、付费标准和规定补偿比与医疗机构结算的一种付费机制。优点是有利于医疗机构提高工作效率,控制医疗资源不合理使用,降低医疗服务成本;缺点是医疗机构可能会让患者延长住院时间以增加医疗服务收入。

(四)疾病按诊断相关分组预付费

按疾病诊断相关分组预付费是根据患者年龄、疾病诊断、并发症、治疗方式、疾病严重程度以及转归等多种因素,将"临床治疗过程一致,资源消耗相近"的住院病例分入若干病组,通过科学的测算制定出每一个组别的付费标准,并以此标准对医疗机构进行预先支付的一种方法。优点是促进医疗机构规范医疗服务行为,鼓励医院主动控制成本,减少不合理费用的发生;缺点是对医疗新技术的应用与发展激励不够。

二、我国医疗保障制度的沿革

我国医疗保障制度自1951年建立公费医疗制度起沿革至今,共经历了6个阶段,分别是新中国成立初期阶段(1949~1956年),实行公费医疗制度;调整巩固阶段(1957~1968年),调整医疗补助金的提取比例、改进劳保医疗的福利、对工资附加费的提取做了补充规定、整顿劳保医疗制度;规范公费、劳保医疗制度阶段(1969~1977年),实行奖励基金、福利费、医疗补助金等合并提取办法、对公费医疗自费药品做出规定;改变职工福利基金提取渠道阶段(1978~1983年),对职工福利和职工退休离休等福利待遇做了相应新规定;医疗保障制度改革探索试点阶段(1983~1998年),各地试点经验对于搞好医疗保障制度改革提供了经验和措施。全国统一实施医改方案阶段(1999至今),国务院已于1998年11月26日出台我国新的医改方案。1951~1988年,机关事业单位实行公费医疗制度,企业实行劳保医疗制度,公费医疗制度是根据1952年政务院发布的《关于全国各级人民政府、党派、团体及所属事业单位的国家工作人员实行公费医疗预防的指示》(简称《指示》)建立起来的。《指示》明确规定国家对全国各级人民政府、党派、工青妇等团体,各种工作队以及文化、教育、卫生、经济建设等事业单位的国家工作人员和革命残废军人,实行公费医疗预防制。医疗费用由各级人民政府领导的卫生机构,按照各单位编制人数比例分配,统收统支,不能分给个人。门诊、住院所需的诊疗费、手术费、住院费、门诊费或住院期间经医师处方的药费,由医疗费拨付,住院的膳食费、就医的路费由个人负担。1952年8月,政务院又将享受公费医疗待遇的人员范围扩大到在乡干部和大专院校的在校生。同时,为了控制用药与不必要的检查,国家还制定了11类西药和大部分中成药的基本药物目录、大型设备检查的规定及公费用药报销范围。公费医疗制度是我国对享受对象实行的一种免费医疗保障制度。由于公费医疗的经费主要来源于各级财政。因此,这项制度实质上是国家或政府保险型的保险制度。

劳保医疗制度是根据 1951 年政务院颁布的《劳动保险条例》及 1953 年劳动部公布试行的《劳动保险条例实施细则修正草案》等相关法规、政策建立和发展起来的。其适应范围主要是全民所有制工厂、矿场、铁路、航运、邮电、交通、基建等产业和部门的职工及其供养的直系亲属。集体所有制企业参照执行。职工因病或非因工负伤在企业医疗所、医院、特约医院医治时,诊疗费、住院费、手术费及普通药费由企业负担,贵重药费、住院的膳食费及就医路费由本人负担。劳保医疗制度是我国 20 世纪 50 年代初建立起来的另一种福利型医疗社会保险,是我国劳动保险制度的有机组成部分,是对企业职工实行免费、对职工家属实行半费的一种企业医疗保险制度。

1998 年国务院颁布了《国务院关于建立城镇职工基本医疗保险制度的决定》,覆盖范围为城镇所有用人单位,包括企业(国有企业、集体企业、外商投资企业、私营企业等)、机关、事业单位、社会团体、民办非企业单位及其职工,都要参加基本医疗保险。乡镇企业及其职工、城镇个体经济组织业主及其从业人员是否参加基本医疗保险,由各省、自治区、直辖市人民政府决定。基本医疗保险原则上以地级以上行政区(包括地、市、州、盟)为统筹单位,也可以县(市)为统筹单位,直辖市原则上在全市范围内实行统筹(以下简称"统筹地区")。基本医疗保险费由用人单位和职工共同缴纳。用人单位缴费率应控制在职工工资总额的 6% 左右,职工缴费率一般为本人工资收入的 2%。基本医疗保险基金纳入财政专户管理,专款专用,不得挤占挪用。要建立基本医疗保险统筹基金和个人账户。统筹基金和个人账户要划定各自的支付范围,分别核算,不得互相挤占。要确定统筹基金的起付标准和最高支付限额,起付标准原则上控制在当地职工年平均工资的 10%,最高支付限额原则上控制在当地职工年平均工资的 4 倍左右。起付标准以下的医疗费用,从个人账户中支付或由个人自付。起付标准以上、最高支付限额以下的医疗费用,主要从统筹基金中支付,个人也要负担一定比例。超过最高支付限额的医疗费用,可以通过商业医疗保险等途径解决,统筹基金的具体起付标准、最高支付限额以及在起付标准以上和最高支付限额以下医疗费用的个人负担比例,由统筹地区根据以收定支、收支平衡的原则确定。

2003 年国务院办公厅转发卫生部等部门《关于建立新型农村合作医疗制度的意见》(国办发〔2003〕3 号),新型农村合作医疗制度是由政府组织、引导、支持,农民自愿参加,个人、集体和政府多方筹资,以大病统筹为主的农民医疗互助共济制度。新型农村合作医疗制度实行个人缴费、集体扶持和政府资助相结合的筹资机制。农村合作医疗基金是由农民自愿缴纳、集体扶持、政府资助的民办公助社会性资金,要按照以收定支、收支平衡和公开、公平、公正的原则进行管理,必须专款专用、专户储存,不得挤占挪用。农村合作医疗基金主要补助参加新型农村合作医疗农民的大额医疗费用或住院医疗费用。有条件的地方可实行大额医疗费用补助与小额医疗费用补助结合的办法,既提高抗风险能力又兼顾农民受益面。对参加新型农村合作医疗的农民,年内没有动用农村合作医疗基金的,要安排进行一次常规性体检。

2007年国务院颁布《国务院关于开展城镇居民基本医疗保险试点的指导意见》,参保范围主要指不属于城镇职工基本医疗保险制度覆盖范围的中小学阶段的学生(包括职业高中、中专、技校学生)、少年儿童和其他非从业城镇居民。城镇居民基本医疗保险以家庭缴费为主,政府给予适当补助。参保居民按规定缴纳基本医疗保险费,享受相应的医疗保险待遇,有条件的用人单位可以对职工家属参保缴费给予补助。国家对个人缴费和单位补助资金制定税收鼓励政策。城镇居民基本医疗保险基金重点用于参保居民的住院和门诊大病医疗支出,有条件的地区可以逐步试行门诊医疗费用统筹。城镇居民基本医疗保险基金的使用要坚持以收定支、收支平衡、略有结余的原则。

2016年国务院印发的《关于整合城乡居民基本医疗保险制度的意见》,要求整合城镇居民医疗保险和新型农村合作医疗两项制度,建立统一的城乡居民基本医疗保险制度,实现覆盖范围、筹资政策、保障待遇、医保目录、定点管理和基金管理六个方面的统一。国家医保局成立后,2018年7月国家医疗保障局会同财政部、人力资源社会保障部、国家卫生健康委员会联合印发《关于做好2018年城乡居民基本医疗保险工作的通知》。

三、我国医保付费方式的改革历程

医保支付方式作为医保基金代表参保人对医疗服务提供方进行经济偿付的制度安排,对降低患者看病负担、控制医疗费用、调节医疗服务行为和促进医疗资源配置起到了重要的经济杠杆作用。

我国医保支付方式的制度演进历程伴随社会医疗保险制度的建立、改革和完善而不断发展。在改革开放初期的公费医疗时代,为了实现控费目标,诸多地区就引入了医院费用包干的总额管理方式。1997年中共中央、国务院出台

《关于卫生改革与发展的决定》，提出"基本建立社会统筹与个人账户相结合的城镇职工社会医疗保险制度。建立对医患双方的制约机制，积极探索科学合理的支付方式，有效地控制医药费用不合理增长"。1998年国务院发布《关于建立城镇职工基本医疗保险制度的决定》开启社会医疗保险时代。1999年的配套文件《关于加强城镇职工基本医疗保险费用结算管理的意见》提出，"采取总额预付结算、服务项目结算、服务单元结算等方式"，明确了我国医保支付方式的基本框架。在该阶段，许多城市自主探索支付方式改革。

2009年《关于深化医药卫生体制改革的意见》提出，"完善支付制度，积极探索实行按人头付费、按病种付费、总额预付等方式"。随后的配套文件《医药卫生体制改革近期重点实施方案（2009—2011年）》，鼓励"地方积极探索建立医保经办机构与医药服务提供方的谈判机制和付费方式改革"。2011年人力资源和社会保障部出台《关于进一步推进医疗保险付费方式改革的意见》要求，"以医保付费总额控制为基础，结合门诊统筹探索按人头付费，针对住院和门诊大病探索按病种付费"。2012年人力资源和社会保障部出台《关于开展基本医疗保险付费总额控制的意见》要求，"用两年左右的时间，在所有统筹地区范围内开展总额控制"。同年，卫生部也出台了《关于推进新型农村合作医疗支付方式改革工作的指导意见》，要求"推进新农合支付方式改革，门诊费用以总额预付为主，住院按病种付费、按床日付费等支付，鼓励各地参照疾病诊断相关组（DRGs）付费"。

2011年7月，北京市人力资源和社会保障局、北京市卫生局、北京市财政局、北京市发展和改革委员会4部门联合发布了《关于开展按病种分组（DRGs）付费试点工作的通知》（京人社医发〔2011〕207号），在北京大学第三医院、北京大学人民医院、朝阳医院、天坛医院、宣武医院、友谊医院6家定点医疗机构开展DRG付费试点。推行总额预付后，DRG付费方式不变，试点医院按DRG结算金额纳入总额费用管理。云南省祥云县、禄丰县自2013年起陆续实现了新型农村合作医疗住院费用的DRG-PPS全覆盖，两地的DRG方案分别覆盖434个分组和304个分组。

为了进一步提高医疗保险支付方式的引导作用，提高医疗保险基金的使用效率。2016年人力资源社会保障部出台《关于积极推动医疗、医保、医药联动改革的指导意见》，要求"全面推进付费总额控制，加快推进按病种、按人头等付费方式，积极推动DRG应用，探索总额控制与点数法的结合应用，建立复合式付费方式"。2017年1月9日国务院印发《"十三五"深化医药卫生体制改革规划》，指出深化医保支付方式改革。健全医保支付机制和利益调控机制，实行精细化管理，激发医疗机构规范行为、控制成本、合理收治和转诊患者的内生动力。全面推行按病种付费为主,按人头、按床日、总额预付等多种付费方式相结合的复合型付费方式,鼓励实行按疾病诊断相关分组付费方式。同年国务院办公厅印发《关于进一步深化基本医疗保险支付方式改革的指导意见》,提出"全面推行以按病种付费为主的多元复合式医保支付方式,各地要选择一定数量的病种实施按病种付费,选择部分地区开展 DRG 付费试点。到 2020 年,医保支付方式改革覆盖所有医疗机构及医疗服务,全国范围内普遍实施适应不同疾病、不同服务特点的多元复合式医保支付方式,按项目付费占比明显下降"。同年,国家卫计委在深圳市、克拉玛依市和三明市开展 DRG 收付费改革试点。2018 年 12 月,国家医保局发布《关于申报按疾病诊断相关分组付费国家试点的通知》,提出"加快推进按 DRG 付费国家试点,探索建立 DRG 付费体系"。在上述政策指导下,经过 20 多年的发展,我国医保的角色已经从制度建立初的事后付费者向战略购买方转变,支付方式也由单一付费不断向多元复合式付费发展。目前,医保支付方式基本上形成了"以总额控制为基础,以协商谈判和风险共担机制为核心,门诊按人头付费、门诊慢病大病和住院按病种付费为特点,项目付费不断减少,病种分值和 DRG 付费正在逐步推进"的总体框架。

2019 年 10 月 16 日,国家医疗保障局印发了《关于印发疾病诊断相关分组(DRG)付费国家试点技术规范和分组方案的通知》(医保办发〔 2019 〕 36号),正式公布了《国家医疗保障 DRG 分组与付费技术规范》(以下简称《技术规范》)和《国家医疗保障 DRG(CHS-DRG)分组方案》(以下简称《分组方案》)两个技术标准。其中,《技术规范》对 DRG 分组的基本原理、适用范围、名词定义,以及数据要求、数据质控、标准化上传规范、分组策略与原则、权重与费率确定方法等进行了规范。《分组方案》明确了国家医疗保障疾病诊断相关分组(China healthcare security diagnosis related group,CHS-DRG)是全国医疗保障部门开展 DRG 付费工作的统一标准,包括了 26 个主要诊断大类(major diagnosis category,MDC),376 个核心 DRG(adjacent diagnosis related group,ADRG),其中 167 个外科手术操作 ADRG 组、22 个非手术操作 ADRG 组和187 个内科诊断 ADRG 组。

第二节　医疗保障结算清单填写要点

一、医疗保障结算清单简介

医疗保障基金结算清单(简称"医保结算清单")是指医保定点医疗机构在

开展住院、门诊慢特病等医疗服务后,向医保部门申请费用结算时提交的数据清单。

　　医保结算清单数据指标共有 190 项,共分为 4 个部分。其中基本信息部分 32 项,主要用于定点医疗机构和患者的身份识别。其中患者信息中新生儿年龄、新生儿入院类型、新生儿体重等都是 DRG 分组的重要依据。2019 年 10 月,国家医保局按照"统一规划、统一分类、统一发布、统一管理"的原则制定了各项医疗保障标准,形成全国医疗保障"通用语言",公布了《医疗保障定点医疗机构等 10 项信息业务编码规则和方法》和国家医疗保障 15 项信息业务编码标准,这为医保结算清单中的基本信息填写提供了标准依据(图 6-1)。

定点医疗机构名称＿＿＿　　定点医疗机构代码＿＿　　医保结算等级＿＿＿
医保编号＿＿＿　　　　　　病案号＿＿＿　　　　　　申报时间＿年＿月＿日
一、基本信息
姓名＿＿＿　性别□ 1.男 2.女　出生日期＿＿年＿月＿日　年龄＿＿岁　国籍＿＿＿ (年龄不足1周岁)年龄＿＿＿天　民族＿＿＿　患者证件类别＿＿＿＿　患者证件号码＿＿＿＿＿＿ 职业＿＿＿　　　　现住址＿＿＿＿＿　省(区、市)＿＿＿市＿＿县＿＿ 工作单位名称＿＿＿　工作单位地址＿＿＿＿＿　　单位电话＿＿＿＿＿　　邮编＿＿＿ 联系人姓名＿＿＿＿　关系＿＿＿　　地址＿＿＿　省(区、市)＿＿＿市＿＿县＿＿　电话＿＿＿ 医保类型＿＿＿＿＿＿　　　特殊人员类型＿＿＿＿＿＿　　　参保地＿＿＿＿＿ 新生儿入院类型＿＿＿＿　新生儿出生体重＿＿＿＿克　　新生儿入院体重＿＿＿＿克

图 6-1　医保结算清单基本信息

　　门诊慢特病诊疗信息部分 6 项,主要反映门诊慢特病患者的实际诊疗过程(图 6-2)。

门诊慢特病诊疗信息			
诊断科别＿＿＿＿＿＿＿＿＿		就诊日期＿＿＿＿＿	
诊断名称	诊断代码	手术及操作名称	手术及操作代码

图 6-2　门诊慢特病诊疗信息

住院诊疗信息部分有 57 项,主要反映患者入院、诊断、治疗、出院等全诊疗过程的信息。该部分数据采集主要来自住院病案首页,是 DRG 细分组的重要数据来源。其中主要诊断决定了第一层分组结果——MDC,主要诊断、手术及操作决定了第二层分组结果——ADRG 组别,其他诊断、呼吸机使用时间等信息决定了第三层分组结果——DRG 细分组别。其中,疾病诊断、手术/操作编码使用的是国家医保局发布的医保版 ICD-10 和 ICD-9-CM-3。医保结算清单信息在服务 DRG 分组的同时,也从大数据角度为医保基金的合理支付提供了诊疗依据,如为 DRG 支付方式下的低码高套、按项目付费下的过度用药等违规行为提供了核查线索(图 6-3)。

住院诊疗信息					
住院医疗类型□　1.住院　　2.日间手术					
入院途径□　1.急诊　　2.门诊　　3.其他医疗机构转入　　9.其他					
治疗类别□　1.西医　　2.中医(2.1中医　　2.2民族医)　　3.中西医					
入院时间_____年___月___日___时　　　　入院科别_____　　　转科科别_____					
出院时间_____年___月___日___时　　　　出院科别_____　　　实际住院_____天					
门(急)诊诊断(西医诊断)_____　　　疾病代码_____ 门(急)诊诊断(中医诊断)_____　　　疾病代码_____					
出院西医诊断	疾病代码	入院病情	出院中医诊断	疾病代码	入院病情
主要诊断:			主病:		
其他诊断:			主证:		

诊断代码计数_____

手术及操作名称	手术及操作代码	手术及操作日期	麻醉方式*	术者医师姓名	术者医师代码	麻醉医师姓名	麻醉医师代码
主要:							
其他:							

手术及操作代码计数_____

呼吸机使用时间_____天_____小时_____分钟

颅脑损伤患者昏迷时间:入院前_____天_____小时_____分钟

入院后_____天_____小时_____分钟

重症监护病房类型 (CCU、NICU、EICU、SICU、PICU、RICU、其他)	进重症监护室时间 (___年__月__日__时__分)	出重症监护室时间 (___年__月__日__时__分)	合计 (小时)

输血品种____输血量____输血计量单位____

特级护理天数*____　一级护理天数*____　二级护理天数*____　三级护理天数*____

离院方式□　1.医嘱离院　　2.医嘱转院、转社区、转卫生院机构,拟接收机构名称_____
拟接收机构代码_____　　3.非医嘱离院　　4.死亡　　9.其他

是否有出院31天内再住院计划□　1.无　　2.有,目的_____

主诊医师姓名*_____	主诊医师代码*_____

图6-3　住院诊疗信息

医疗收费信息部分 95 项，主要反映定点医疗机构的实际医疗费用支出。医疗收费信息须与"医疗住院收费票据"信息一致。该部分信息为医保费用申报与核查提供了重要依据，也为 DRG 付费的相对权重计算和调整提供了测算基础(图 6-4)。

医疗收费信息					
业务流水号：_____ 票据代码：_____ 票据号码：_____	结算期间：___年___月___日___—___年___月___日				
项目名称	金额	甲类	乙类	自费	其他
床位费					
诊察费					
检查费					
化验费					
治疗费					
手术费					
护理费					
卫生材料费					
西药费					
中药饮片费					
中成药费					
一般诊疗费					
挂号费					
其他费					
金额合计					

	基金支付类型	金额			
基金支付	医保统筹基金支付		个人支付	个人自付	
	其他支付：			个人自费	
	大病保险				
	医疗救助			个人账户支付	
	公务员医疗补助				
	大额补充				
	企业补充			个人现金支付	
	……				
	……				

医保支付方式□1.按项目　2.单病种　3.按病种分值　4.疾病诊断相关分组(DRG)
5.按床日　6.按人头　9.其他

医疗机构填报部门_____　　　　医保机构_____
医疗机构填报人_____　　　　医保机构经办人_____

图 6-4　医疗收费信息

二、医疗保障结算清单填写要点

医保结算清单填写应当客观、真实、及时、规范,项目填写完整,准确反映患者诊疗、医疗收费等信息。

医保结算清单中常用的标量、称量等数据项应当使用国家和医保、卫生行业等相关标准。其中,诊疗信息数据指标填报主要来自住院病案首页数据,医疗收费信息数据指标填报口径应与财政部、国家卫生健康委员会、国家医疗保障局统一的"医疗住院收费票据"信息一致。

西医疾病诊断代码统一使用《医疗保障疾病诊断分类与代码》,手术和操作代码应当统一使用《医疗保障手术操作分类与代码》,中医疾病诊断代码统一使用《医疗保障中医诊断分类与代码》,日间手术病种代码统一使用《医保日间手术病种分类与代码》。在填写医疗保障结算清单时,应重点注意在填写疾病诊断、手术及操作项目时要同时填写名称及代码。

三、医保结算清单与病案首页的区别

医保结算清单与病案首页在作用、设计思路、具体项目、编码版本、主要诊断选择原则、其他诊断选择原则、主管部门上报平台等方面均有所不同(表6-1)。

表6-1 医保结算清单与病案首页的区别

类别	医疗保障结算清单	病案首页
作用	参保患者就诊后,定点医疗机构向医保经办管理部门申请医保费用结算时所需提交的数据清单,是开展医保大数据统计分析的重要工具	用于提高医疗机构科学化、规范化、精细化、信息化管理水平,加强医疗质量管理与控制工作,完善病案管理
设计思路	遵循"适用性、一致性、规范性"原则	遵循"可及性、科学性、客观性、便捷性"原则
具体项目	新生儿入院类型 治疗类别:西医、中医(中医、民族医)、中西医 诊断代码计数 手术及操作代码计数 医保支付方式 1.按项目;2.单病种;3.按病种分值;4.疾病诊断相关分组(DRG);5.按床日;6.按人头;9.其他 基金支付信息	无该项目

续表

类别	医疗保障结算清单	病案首页
具体项目	无该项目	1.麻醉分级 2.手术级别 3.切口等级/切口愈合类别 4.死亡患者尸检 5.随诊、随诊期限 6.药物过敏 7.质控医师、质控护士
编码版本	使用医保版 ICD-10 和医保版 ICD-9-CM-3	使用临床版 ICD-10 和医保版 ICD-9-CM-3
主要诊断选择原则	突出来院原因及医疗资源消耗	突出疾病难易程度
其他诊断选择原则	突出医疗资源消耗,没有影响本次主要诊断疾病和并发症的诊疗、没有医疗资源消耗的诊断不能填	全部诊断都要填
主管部门上报平台	医保局	卫生健康委

第三节　DRG 付费标准测算

2019 年 10 月 16 日,国家医疗保障局印发的《国家医疗保障 DRG 分组与付费技术规范》(以下简称《技术规范》)对 DRG 支付标准的测算方法进行了详细介绍。

一、DRG 付费适用和不适用范围

(一)适用范围

DRG 是以划分医疗服务产出为目标(同组病例医疗服务产出的期望相同),其本质上是一套"管理工具",只有那些诊断和治疗方式对病例的资源消耗和治疗结果影响显著的病例,才适合使用 DRG 作为风险调整工具,较适用于急性住院病例。

（二）不适用范围

不适用于以下情况，应行除外处理：①门诊病例。②康复病例。③需要长期住院的病例。④某些诊断相同，治疗方式相同，但资源消耗和治疗结果变异巨大病例（如精神类疾病）。

二、CHS-DRG 相对权重计算与调整

（一）概念与内涵

DRG 相对权重（RW）是对每一个 DRG 依据其资源消耗程度所给予的权值，反映该 DRG 的资源消耗相对于其疾病的程度。

（二）设定原则

1. DRG 权重是反映不同 DRG 组资源消耗程度的相对值，数值越高，反映该病组的资源消耗越高，反之则越低。

2. 考虑到数据的分布和其他外部影响因素，DRG 权重设定时还需考虑去除特殊数据点、剔除不合理费用、采用作业成本法校正等方法，对初步权重结果进行调整。

3. DRG 权重调整完成后，应由专家委员会综合评价其合理性，即不同 DRG 组的权重设定是否恰当地系统反映了不同 DRG 组之间技术难度、资源消耗等方面的差别以及医保政策的重点。

（三）权重计算方法

1. CHS-DRG 基础权重的计算公式

$$某 DRG 权重 = \frac{该 DRG 中病例的例均费用}{所有病例的例均费用}$$

2. CHS-DRG 组病例例均费用数据来源

（1）历史数据法：采用前 3 年住院病例的历史费用或成本数据计算权重，各 DRG 组权重是每一 DRG 组的平均住院费用与全部病例的平均住院费用之比。由于医疗费用数据比医疗成本数据更易获取，目前大多数 DRG 方案均采用医疗费用历史数据法计算基础权重（不建议使用平均住院日替代医疗费用）。

（2）作业成本法：由于当前医疗服务价格存在严重扭曲，医疗服务收费价格不能很好地体现医务人员技术劳务价值，当前实际住院费用的结构并不能真实地反映医疗服务的成本结构。因此，作业成本法按照医疗服务的过程，将住院费用按"医疗""护理""医技""药耗（药品耗材）""管理"分为 5 类，对照国际住院费用不同部分的成本结构，参考临床路径或专家意见确定每个 DRG 各部分比

例,进行内部结构调整,提高DRG权重中反映医务人员劳动价值部分比例,并相对降低物耗部分比例,然后再使用调整后的费用均值计算DRG权重值,因而能比历史数据法更好地反映出医疗服务的真实成本结构。

（四）权重调整

1.调整的目的

(1)当前医疗费用的结构是不合理的,不能准确反映医疗服务成本结构,导致医疗费用与成本的矛盾,用医疗费用而不是医疗成本计算DRG相对权重,直接影响权重对医疗服务价值的表达。

(2)对根据费用计算的DRG基础权重进行调整,可以达到如下目的:一是解决医疗费用支出与成本之间的矛盾,使有限的基金能够得到更好的利用,创造更大的价值。二是体现医保政策导向,通过提高疑难重症DRG的权重值,降低轻症DRG的权重值,引导三级医院提高服务能力,积极收治疑难重症,而主动将常见病、多发病转诊至二级或社区医院诊治,推动分级诊疗实现。

(3)权重调整是在保持总权重不变的前提下调整不同DRG的权重。

2.调整权重的方法

(1)根据资源消耗结构调整:保持总权重不变,以资源为焦点重新进行成本的归属,统一出院患者费用明细项目,将费用归集到医疗、护理、医技、药品与耗材和管理五类,根据合理的成本构成调整住院医疗费用,使用调整后的住院医疗费用计算各DRG的权重。

(2)根据疾病诊治难易程度调整:由卫生行政管理部门、医学会(医师协会)、医院集团等利益相关方代表,与医保付费政策制定方进行沟通、谈判,对DRG测算权重难以体现医疗难度与医疗风险的部分DRG权重进行调整,增加诊治难度大、医疗风险高的DRG权重。

(3)根据医保政策目标调整:根据当前医保政策目标,在总权重不变的前提下,提高医保当前重点保障的重大疾病和急危重症的权重,同时相对降低技术难度较低疾病的权重,以体现基本医保重点保障、合理分流等政策目标。

三、CHS-DRG费率与付费标准测算

（一）基本思路

完成疾病诊断分组后,首先根据各分组内例均住院费用与所有病例的例均住院费之比计算并调整各DRG权重,然后以调整后DRG权重为基础,根据历史数据测算各类试点医院预计DRG出院患者数和总权重,并根据医保年度预

算基金额度和预期支付比例推算出年度医保患者总费用,再以总权重为系数将年度患者总费用分配到每一权重上,即计算出各类医院的费率。最后根据各DRG 的权重和各类医院的费率即可计算出各类医院某 DRG 的付费标准。

(二)原则

DRG 费率和付费标准测算遵循以下原则:

1.区域总额预算。

2.给出医疗费用的合理增长空间。

3.同级医院同病同价。

4.考虑医疗机构间服务能力差异。

5.多角度验证。

6.医保患三方共赢。

(三)测算流程

测算流程见图 6-5。

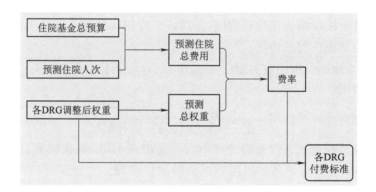

图 6-5 测算流程

(四)测算方法

在 DRG 权重调整的基础上,各 DRG 付费标准的测算简单而言就是将住院基金预算作为总量,反算为住院总费用后分配到每一权重上,得到费率,各DRG 依据费用乘以自身权重获得相应的付费标准。主要计算步骤如下:

1.年度住院基金预算 各地根据实际情况确定进行支付方式改革的医疗机构当年预留的住院基金总量,以此作为总预算。如果当地医保部门有基金预决算科室,则以其基金预算结果为准。如无预算,则用以下公式计算年度住院统筹基金预算:

年度住院统筹基金预算＝本年度基金累计筹集(总本年度基金筹集总额＋上年度结余基金)－风险金－门诊统筹基金－其他基金(包括住院分娩、门诊大病以及门诊慢病等)

2.年度住院人次预测　以试点医院前3年住院人次的平均增长率预测改革当年的总住院人次:

预测住院人次＝上一年住院总人次×(1＋前3年住院人次的平均增长率)

3.预测住院总费用　住院总费用的预测,根据不同的情况主要有2种计算方法:

(1)若当地医保报销没有目录外的自费项目,则以实际的住院起付线和报销比例为依据,在住院基金总预算和预测住院人次的基础上预测改革当年的住院总费用:

$$当年预测住院总费用＝\frac{住院基金总预算}{报销比例}＋预测住院人次×起付线$$

如果参与DRG付费改革的不同医疗机构报销政策不一致,则分别预测各类报销政策下医疗机构住院总费用,再将各医疗机构预测住院总费用相加得到实施区域内预测住院总费用。

(2)若当地医保报销有目录外的自费项目,则根据各地的实际补偿比预测住院的总费用:

$$当年预测住院总费用＝\frac{住院基金总预算}{上一年医保住院实际补偿比}$$

4.计算总权重　总权重的计算不仅要考虑各DRG的病例数,还要考虑各DRG的权重,实际上是各分组内病例数的加权求和。先计算改革当年各DRG的病例数:

$$各DRG预测例数＝当年预测住院人次×\frac{上一年各DRG例数}{预测DRG总权重}$$

再计算预测当年总权重:

$$预测DRG总权重＝\sum(各DRG预测例数×各DRG调整后权重)$$

5.计算费率　指分配到每一权重上的可能消耗的住院费用。

$$当年DRG费率＝\frac{当年预测住院总费用}{预测DRG总权重}$$

6.计算付费标准　费率乘以每一DRG权重即每一DRG付费标准:

$$各付费标准＝当年DRG费率×各DRG调整后权重$$

7.费率与付费标准的验证与调整

(1)费率与付费标准的验证:根据上述程序完成某个地区的 DRG 费率和付费标准测算以后,需要按当地前一年出院患者的实际住院费用进行模拟结算,并在考虑当年住院总费用增长率的前提下对当年费用情况进行模拟。按照 DRG 付费方案设计,根据分组结果和测算的付费标准模拟的 DRG 患者总费用与实际住院费用之间应非常接近,如其总差异不超过 5%,可以认为费率和付费标准较为适宜。如该差异大于 5%,则说明当前费用和付费标准与实际情况差距较大,需要进行调整。

DRG 患者总费用＝∑(某 DRG 入组患者数×该 DRG 组付费标准)

(2)费率与付费标准的调整:由于医学科技发展和社会经济水平提高等因素的综合影响,医疗费用总体上是呈现增长的趋势。因此,在进行 DRG 费用和付费标准计算时,需要考虑医疗费用合理增长因素,在预测下一年的费用和付费标准时,给出适当的医疗费用增长空间(须控制在医改政策允许的最大增长范围内),以免制约定点医疗技术的发展,合理补充其成本支出。

同时,在 DRG 正常运行以后,DRG 费用和付费标准需要在下一年度开始前进行常规调整,以使 DRG 费率水平跟上医疗机构技术发展和医疗费用增长的要求。费率和付费标准的调整需根据前文中的测算方法,利用前 3 年 DRG 分组器中的实际出院结算数据和当年可用住院统筹基金的数量进行测算,以保证费率测算数据的准确性和可靠性。

四、CHS-DRG 结算细则制定与实施

(一)制订结算细则的目的

DRG 费率和付费标准规定了每个 DRG 给定的费用水平,这个费用水平包括目录外费用、起付线等自付费用、住院统筹基金支付费用等在内的所有费用,而医保基金对于协议医疗机构实际支付只体现为住院统筹基金支付费用,而这个支付费用如何计算,又如何支付给协议医院,需要各地医保经办机构在 DRG 结算细则或办法中予以明确。结算细则可以对应用 DRG 结算的范围、编码、特殊病例结算方法、基金结算与拨付方式等内容进行详细规定。

(二)结算细则的主要内容

1.CHS-DRG 结算的适用范围

(1)应用的业务范围:DRG 结算目前暂仅应用于参保人在 DR 付费试点定点医疗机构发生的应由医疗保险基金支付的住院费用,由医疗保险经办机构按

照 DRG 付费标准和当前支付政策对定点医疗机构进行结算。参保人的住院待遇按照既定政策结算和享受,暂不受 DRG 结算的影响。

(2)应用的医疗机构范围:DRG 结算细则暂只应用于开展 DRG 付费试点的所有医疗机构,未开展 DRG 试点的医疗机构继续应用原有的结算方式和政策。

(3)应用的疾病范围:DRG 付费更适用于急性期住院患者,而对住院时间过长,或住院资源消耗与医疗效果关系不密切、或有特殊结算政策的病种不适用。如精神病患者、住院时间超过 60 天的长期住院患者、定额补助的住院分娩患者、日间手术等,一般不采用 DRG 结算方式,而采用床日或单病种付费。

2.规定疾病诊断和手术操作编码版本 规定本地 DRG 试点结算所使用的标准疾病诊断分类编码(ICD-10)和手术操作编码(ICD-9-CM3)的版本,目前国家试点结算应全部使用国家医保局制定的疾病病诊断分类编码(ICD-10)和手术操作编码(ICD-9-CM-3)的版本。

3.病案数据上传时间及结算流程 结算细则应对出院病例的病案数据上传时间及流程做出规定。一般规定定点医疗机构在医保患者出院后(一般 3 日内)及时完成病案审核,并及时向医疗保险经办机构上传参保人住院病案首页等相关数据信息,医疗保险经办机构实时反馈 DRG 入组情况,如有异常病案,定点医疗机构可在 10 个工作日对异常病案数据信息进行修改,数据传输及修改工作须在参保人出院结算医疗费用后 10 个工作日内完成。

4.普通 DRG 入组患者基金支付费用计算方法 对于普通 DRG 入组患者,医疗保险经办机构按照 DRG 分组结果进行定点医疗机构住院费用结算,具体计算公式为:

医保基金 DRG 应支付住院费用 $= \sum$ [(参保人员住院所属 DRG 组的支付标准 — 全自费费用 — 先自付费用 — 起付线)×政策规定的基金支付比例]

其中,全自费费用为医疗保险药品目录、诊疗项目和医疗服务设施范围外的医疗费用;先自付费用是指某些高值材料或项目,按照当地医保政策规定,须先个人支付一部分(一般为 10%),其他部分计入医保支付范围;起付线是指当地医保政策规定范围内先应由个人支付的部分;政策规定支付比例为当地医保政策规定范围内的支付比例。

此公式为基本结算公式。医保经办机构与医疗机构实际结算过程中,不需要规定一个总体的政策支付比,而是在计算机结算程序中直接用"该患者所属 DRG 组的付费标准"替代该患者的"住院总费用",应用给患者减免结算的所有政策与流程进行 DRG 支付金额的计算即可。

如上述公式计算 DRG 应支付结果≤0 时,则按 0 计算。

5. 特殊病例基金支付费用计算方法 为了鼓励医院收治疑难重症,防止推诿和低标准入院等情况的出现,DRG 结算细则对未入组病例、极高费用病例、极低费用病例、低住院时间病例等的认定标准、程序与具体结算办法做出规定。此部分病例是医保基金监管的重点,需重点审查。

(1)未入组病例:医院初次提交病案未能入组的病例,须由医院对病案重新审核后,在规定的时间内再次提交给分组器进行分组,如仍然不能进入 DRG 分组,则需查明不能入组原因。如属于现行 DRG 分组方案暂未包括的参保人住院病案,在确定新的分组前对其住院医疗费用按项目付费方式进行结算。

(2)费用极高病例:参保病例能入组,但住院总费用高于 DRG 支付标准规定倍数的(一般规定三级医院超过 3 倍,二级医院超过 2 倍,各地可自行规定),定义为费用极高病例。为了保证急重症患者得到及时有效的治疗,鼓励医院收治危重患者,此类患者按项目付费方式进行结算。但费用超高结算人次不得超出当期本院出院人次 5%,如超过 5%,则按照住院总费用高于 DRG 支付标准的差额从高到低进行排序,取排序在前 5% 的人次所对应的费用按项目付费方式结算。

(3)费用极低病例:参保病例能入组,但住院总费用低于 DRG 支付标准规定倍数的(一般规定为 30%,各地可自行规定),定义为费用极低病例。为保证医保基金的使用效率,费用极低病例同样按项目付费方式结算。

(4)其他特殊申请按项目付费患者:定点医疗机构可根据临床需要,向医保经办机构申请部分特殊患者按项目付费,但须严格控制按项目付费的患者数量,按月考核按项目付费的患者数,不得超过总出院人次的 3%。拟按项目付费的患者,定点医院须逐例申报,医保经办机构审核通过后方可按项目付费结算。

可特殊申请按项目付费结算的参保患者,仅包含以下 4 种情况:①急诊入院的危急症抢救患者。②已在医保经办备案的新技术项目。可暂先按项目付费执行一年后,再根据数据进行测算,修订该病种分组的支付标准。③住院天数过长或住院费用过高等特殊情况。④经医保经办机构核准可申请按项目付费的其他情况。

此外,对于住院天数远低于该地平均住院日的低住院天数患者(一般≤4 天),为提高基金的使用效率,各地也可自行根据天数选用按比例结算等结算方式。

6. 医保基金拨付与清算 医保经办机构与定点医疗机构按照"年度预算、

月度预拨、季度考核结算、年终清算"的方式进行医疗费用结算。

（1）试点定点医疗机构实行年度预算管理,按照试点定点医疗机构近年各季费用发生规律,分配各季预算额度。

（2）医疗保险经办机构每季前两月按定点医疗机构当年月度预算额的90%进行预拨。

（3）医疗保险经办机构每季度按照当地《基本医疗保险DRG付费考核表》,对定点医疗机构DRG付费运行情况进行考核。再根据考核情况,按照支付标准和细处细则对定点医疗机构的住院费用进行结算,结算时按定点医疗机构DRG结算费用的10%预留质量保证金。

具体计算公式为：

定点医疗机构DRG结算费用＝（医疗保险基金DRG应支付的住院费用＋医疗保险基金项目支付的住院费用）

定点医疗机构DRG质量保证金＝定点医疗机构DRG结算费用×10%

（4）医保经办机构根据DRG付费季度和年度考核结果,对定点医疗机构进行年终清算,年终清算可与第四季度结算一并进行。年终清算金额可以根据考核分值按比例扣除。

7.其他补充规定　对于当地和医保结算政策相关的其他政策如健康扶贫政策、日间手术、医联（共）体按人头总额管理、违规查处等如何执行进行规定。

（三）DRG结算效果评估与细则的修订

DRG结算细则设定是否合理,同样需要在执行一段时间后进行评估,并根据评估的结果对结算细则做进一步的修订和完善。最常用的评估指标是比较DRG结算实际基金给付与医院垫付资金的差异,如差异小于10%,通常认为DRG付费标准和结算细则较为适宜,否则就需要进一步修改和完善。

■ 参考文献

［1］邓小虹.北京DRGs系统的研究与应用［M］.北京:北京大学医学出版社,2015:30.

［2］苏红,罗英,李联,等.多种付费方式的研究［J］.卫生经济研究,2013,3(7-12).

［3］郑大喜.医疗保险费用支付方式的比较及其选择［J］.中国初级卫生保健,2005,19(6):6-9.

［4］梁忠福.医疗保险费用支付方式探究:基于镇江模式的案例分析［M］.北京:
清华大学,2005.

［5］王国军.医疗保险费用控制与医疗卫生体制改革［J］.中国卫生经济杂志,
2000,2(19):5-6.

［6］孙丽,吴进军,苏汝好,等.医疗保险支付方式的研究进展［J］.医学与哲学,
2008,29(11):46-47.

［7］朱兆芳,王禄生,李润萍.云南省禄丰县新农合住院按床日付费支付方式主要
做法和效果评价［J］.中国卫生政策研究,2011,(1):32-37.

第七章

DRG时代医院成本管控

第一节　成本管控的重要性

一、成本的概念

（一）成本

成本的一般含义，即成本最广泛的含义，一些会计学者从不同的角度对其下过不同的定义，并且长期以来，会计学界有人将资本论中的产品成本作为成本的一般概念，这其实犯了一种逻辑上的错误，医院成本不能简单地用产品成本来定义。产品成本属于成本，但成本不等于产品成本。成本涵盖了产品成本、期间成本、固定成本、变动成本、机会成本、沉没成本、战略成本、质量成本等各种具体的成本概念。会计学成本的一般含义应该是对成本的高度概括，用以揭示成本的本质，不仅能用来解释当前的实际成本概念，也能用于解释生活中遇到的各种具体成本。因此，成本的一般含义应该是特定的主体为了达到一定的目的而发生的可以用货币计量的代价。随着现代会计成本的发展，还出现了许多新的成本概念，医院成本也是如此。

（二）医院成本

医院成本是指医院在开展医疗服务及其他活动中发生的费用和损失。对于医院来讲，其实只需要合理地编制数据，度量出科室损益情况，就已经达到了管理的大部分目的，而进行的项目成本、病种成本核算则是为了将医院成本核算向纵深方向发展。考虑成本效益原则，当前大多数医院不具备开展项目成本、病种成本核算的条件。

二、新医改下医院成本管控的必要性

2020年6月28日,国家卫生健康委和国家中医药管理局为更好地满足人民群众日益增长的医疗服务需求,推动公立医疗机构加快补齐内部管理短板和弱项,推进高质量发展,促进发展模式由规模扩张型向质量效益型转变、管理模式从粗放式向精细化转变,根据2020年全国卫生健康财务工作会议部署,开展"公立医疗机构经济管理年"活动;2020年12月21日,国家卫生健康委和国家中医药管理局为落实《国务院办公厅关于建立现代医院管理制度的指导意见》(国办发〔2017〕67号)有关要求,推动公立医院高质量发展,推进管理模式和运行方式加快转变,进一步提高医院运营管理科学化、规范化、精细化、信息化水平,制定《关于加强公立医院运营管理的指导意见》;2021年1月26日,国家卫生健康委和国家中医药管理局为健全现代医院管理制度,规范公立医院成本核算工作,推进公立医院高质量发展,组织制定了《公立医院成本核算规范》,该规范中对医院成本核算的组织机构与职责、成本项目、成本范围和分类、科室成本核算、诊次成本核算、床日成本核算、医疗服务项目成本核算、病种成本核算及DRG成本核算做了详细的讲解,推动了我国医院成本核算的进程。随着我国公立医院改革进程不断深化,在DRG支付大背景下,合理有效地对医疗成本进行控制,成为公立医院成本管理的重大课题。

第二节　医院成本核算介绍

一、成本核算概述

(一)成本核算

成本核算是指将企业在生产经营过程中发生的各种耗费按照一定的对象进行分配和归集,以计算总成本和单位成本。成本核算通常以会计核算为基础,以货币为计算单位。成本核算是成本管理的重要组成部分,对于企业的成本预测和企业的经营决策等存在直接影响。进行成本核算,首先审核生产经营管理费用,看其是否发生,是否应当发生,已发生的是否应当计入产品成本,实现对生产经营管理费用和产品成本直接的管理和控制。其次对已发生的费用按照用途进行分配和归集,计算各种产品的总成本和单位成本,为成本管理提供真实的成本资料。

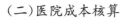

（二）医院成本核算

医院成本核算是按照《医院财务制度》有关成本费用开支范围的规定，依据医院管理和决策的需要，对医疗服务过程中的各项耗费进行分类、记录、归集、分配和分析，提供相关成本信息的一项经济管理活动，是对医疗服务、药品销售、制剂生产过程中所发生费用进行核算，其目的是真实反映医疗活动的财务状况和经营成果。

医院成本核算中的"成本"不同于企业财务会计中的成本。医院成本核算作为一项医院内部的经济管理活动，其成本概念具有更丰富的内涵，形式呈现出多样性。例如，根据不同的成本归集对象，可将成本分为医院总成本、科室成本、诊次成本、床日成本、医疗服务项目成本、病种成本和DRG成本等。

（三）国内外发展现状

1. 国外发展现状　国外医院实行成本核算主要是借鉴企业成本核算的方法和经验。1869年，伯明翰Quen医院的会计师威廉·朗迪（William Laundy）和爵士亨利·伯德特（Henry Burdett）设计了统一的医院会计科目，被英国的大医院采用，于1892年1月获准后，形成各大城市医院通用制度，用于医疗机构支出控制。到了20世纪60年代，由于以美国为主的发达国家陆续因医疗费用高涨而出现医保费用支付方式改革，控费是否成功在于其能否科学客观地进行成本核算及依据核算结果设定模式。在20世纪60年代美国实行医疗保险时引入核算主要用于形成报告，80年代初开始用于医院内部核算。

随着付费制度的改革，1965年后，美国政府对老年人和穷人开始实行以成本及其核算为基础的医疗保险计划。20世纪80年代中期，美国联邦政府采用了耶鲁大学卫生研究中心开发的基于"疾病诊断相关组"（DRG）付费方式。1991年，美国亚拉巴马州伯明翰分校的赫尔米（Helmi）和丹珠（Tanju）将作业成本法（ABC法）引入医疗机构的成本核算中并逐步完善。1993年，加拿大马克马斯特大学的陈教授提出将作业成本法与单位服务标准成本资料、DRG《标准治疗协议》结合，确定单位服务标准全成本。1996年，加利福尼亚大学伯克利分校哈斯商学院的苏尼尔（Suneel）探讨了作业成本法在整个医院普遍应用的问题，他系统地提出了作业成本计算方法在医院的应用。20世纪90年代，美国推出按人头付费的支付方式，即在不少于20万人口的区域，医疗服务报销范围包括所有的基本医疗服务。到20世纪90年代末，各种各样的付费方式不断改革，新的成本核算方法不断引入，使美国的医疗卫生领域进行成本核算的方法及应用得到了空前的发展。但美国的医疗服务成本至今并没有降下来，美国仍是全世界医疗费用最为昂贵的国家。

日本是实施医院成本核算较早的亚洲国家。1974 年日本自治医科大学医院管理学教授一条胜夫在《医院经营管理与分析诊断》一书中,建议医院实行分科核算。目前,日本医院会计制度规定要按照企业方式核算资产、债务、费用及损益。

2. 国内发展现状(成本核算研究发展的 3 个阶段)

(1)第 1 阶段(1979~1992 年):医院成本核算理念和方法的提出。卫生行业的成本核算工作始于改革开放。1979 年 1 月 1 日,当时的卫生部长发表谈话,提出卫生部门也要按照经济规律办事。同年,卫生部、财政部和国家劳动总局联合发布《关于加强医院经济管理试点工作的意见的通知》,提出了"合理收费,节约支出"的问题,是卫生行业开展成本核算工作的起源。1981年,卫生部就解决医院赔本问题向国务院提出报告,请求就收费标准制定统一的制度和办法,同年开展了"五定一奖",开始对医院进行经济核算与考核。1985 年,随着改革由农村向城市推进,国家开始"运用经济手段管理卫生事业"。各地医院纷纷自主开展科室成本核算,同时卫生行业成本核算研究工作也逐渐展开。

(2)第 2 阶段(1992~1998 年):医院成本核算方法的工具导向。1992 年 6月,在医院分级管理研讨会上,卫生部领导在全国改革进入新阶段的形势下发表讲话,提出要加大医院改革的步伐,"改革医院运行机制,落实自主权,搞活医院","逐步调整收费标准,逐步达到按成本收费,使医疗单位能够达到保本经营,略有结余"。讲话推动了医院宏观政策层成本核算研究的发展,激发了医院内部成本核算工作的积极性。同年底财政部颁布了《企业会计准则》,统一了企业会计核算标准,许多医院财务会计工作人员随即分析企业与医院成本核算的差异,并探讨企业成本核算方法在医院的应用。医院成本核算工作迅速发展,政策层研究目的集中为:医疗质量控制和医疗服务定价(或收费标准);微观层研究目的集中为:结余核算与奖金发放。由此可见,成本核算方法的工具性十分明显。

(3)第 3 阶段(1999 年至今):医院成本管理研究思想的萌芽与渗透。1999年,我国颁布了《医院财务制度》和《医院会计制度》,规定医院应实行成本核算,具体分为医疗成本核算和药品成本核算,并将成本费用分为直接费用与间接费用两类,并对它们的外延也作了定义。该部分内容列于"支出与成本费用管理"下面,"成本管理"一词逐渐取代"成本核算"。

二、医院成本核算的原则

(一)相关性原则

医院选择成本核算对象、归集分配成本、提供成本信息等应当与满足成本信息需求相关,有助于使用者依据成本信息作出评价或决策。

(二)真实性原则

医院应当以实际发生经济业务或事项为依据进行成本核算,确保成本信息真实可靠、内容完整。

(三)适应性原则

医院进行成本核算应当与卫生健康行业特点、特定的成本信息需求相适应。

(四)及时性原则

医院应当及时收集、处理、传递和报告成本信息,便于信息使用者及时作出评价或决策。

(五)可比性原则

相同行政区域内不同医院,或者同一医院不同时期,对相同或相似的成本核算对象进行成本核算所采用的方法和依据等应当保持连续性和一致性,确保成本信息相互可比。

(六)重要性原则

医院选择成本核算对象、开展成本核算应当区分重要程度,对于重要的成本核算对象和成本项目应当力求成本信息精确,对于非重要的成本核算对象和成本项目可以适当简化核算。

三、公立医院成本核算的组织机构与职责

(一)公立医院成本核算的组织机构

为保证医院成本核算工作正常有序开展,医院应当成立成本核算工作领导小组,明确承担成本核算工作的职能部门。成本核算工作领导小组应当由医院主要负责人担任组长,总会计师或分管财务的副院长担任副组长,成员包括相关职能部门负责人以及部分临床科室负责人,主要包括财务、医保、物价、运营管理、医务、药剂、护理、信息、人事、后勤、设备、资产、病案统计等。成本核算工作领导小组主要负责审议医院成本核算工作方案及相关制度,明确各部门职责,协调解决成本核算相关问题组织开展成本核算,加强成本管控,制订相匹配

的绩效考核方案,提升运营效率。

(二)公立医院成本核算的职责

承担成本核算的职能部门(以下简称"成本核算部门")是开展成本核算工作的日常机构。医院根据规模和业务量大小设置成本核算岗位。成本核算部门主要职责是:

1.制订医院成本核算工作方案及相关工作制度等。

2.确定成本核算对象和方法,开展成本核算。

3.按照相关政府主管部门的规定定期编制、报送成本报表。

4.开展成本分析,提出成本控制建议,为医院决策与运营管理提供支持和参考。

医院各部门均应当设立兼职成本核算员,按照成本核算要求,及时、完整报送本部门成本核算相关数据,并确保数据的真实性和准确性,做好本部门成本管理和控制。

四、成本核算所需数据信息资料

(一)财务部门

各部门应发工资总额,邮电费、差旅费等在财务部门直接报销并应当计入各部门的费用;门诊和住院医疗收入明细数据。

(二)人事薪酬部门

各部门人员信息、待遇标准(包括职工薪酬、社会保障等)、考勤和人员变动情况。

(三)医保部门

与医保相关的工作量和费用。

(四)后勤部门

各部门水、电、气等能源耗用量及费用;相关部门物业、保安、保洁、配送、维修、食堂、洗衣、污水处理等工作量和服务费用。

(五)资产管理部门

各部门固定资产和无形资产数量、使用分布与变动情况,设备折旧和维修保养、内部服务工作量和费用。

(六)物资管理部门

各部门卫生材料、低值易耗品等用量、存量和费用。

(七)药剂部门

各部门药品用量、存量和费用。

（八）供应室、血库、氧气站等部门

各部门实际领用或发生费用及内部服务工作量。

（九）病案统计部门

门诊、住院工作量，病案首页及成本核算相关数据。

（十）信息部门

负责医院成本核算系统的开发与完善，并确保其与相关信息系统之间信息的统一与衔接，协助提供其他成本相关数据。

（十一）其他部门

其他与成本核算有关的数据。

五、公立医院成本核算的成本项目、范围和分类

成本项目核算数据应当与政府会计准则制度中"业务活动费用"单位管理费用"等科目的有关明细科目数据保持衔接，并确保与财务报表数据的同源性和一致性。公立医院成本核算按成本核算对象分类可分为科室成本、诊次成本、床日成本、医疗服务项目成本、病种成本、按疾病诊断相关分组（DRG）成本等。

（一）公立医院成本核算的成本项目

人员经费、卫生材料费、药品费、固定资产折旧费、无形资产摊销费、提取医疗风险基金、其他运行费用。

（二）公立医院成本核算的范围

不属于成本核算对象的耗费，不计入成本核算对象的成本主要包括：

1. 不属于医院成本核算范围的其他核算主体及经济活动发生的费用。

2. 在各类基金中列支的费用。

3. 国家规定不得列入成本的费用。

（三）公立医院成本核算的分类

1. 按照计入成本核算对象的方式分为直接成本和间接成本。

（1）直接成本：是指确定由某一成本核算对象负担的费用，包括直接计入和计算计入的成本。

（2）间接成本：是指不能直接计入成本核算对象的费用，应当由医院根据医疗服务业务特点，选择合理的分配标准或方法分配计入各个成本核算对象。间接成本分配标准或方法一般遵循因果关系和受益原则，将资源耗费根据动因（工作量占比、耗用资源占比、收入占比等）分项目追溯或分配至相关的成本核算对象。同一成本核算对象的间接成本分配标准或方法一旦确定，在各核算期

间应当保持一致,不得随意变动。

2. 按照成本属性分为固定成本和变动成本。

(1)固定成本:是指在一定期间和一定业务范围内,成本总额相对固定,不受业务量变化影响的成本。

(2)变动成本:是指成本总额随着业务量的变动而成相应比例变化的成本。

3. 按照资本流动性分为资本性成本和非资本性成本。

(1)资本性成本:是指医院长期使用的,其经济寿命将经历多个会计年度的固定资产和无形资产的成本,包括固定资产折旧和无形资产摊销费用。

(2)非资本性成本:是指某一会计年度内医院运营中发生的人员经费、卫生材料费、药品费、提取医疗风险基金和其他运行费用。

4. 按照成本核算的不同目的,医院的成本可分为医疗业务成本、医疗成本、医疗全成本和医院全成本。

(1)医疗业务成本:是指医院业务科室开展医疗服务业务活动发生的各种耗费,但不包括医院行政后勤类科室的耗费及财政项目拨款经费、非同级财政拨款项目经费及科教经费等。

(2)医疗成本:是指为开展医疗服务业务活动,医院各业务科室、行政后勤类科室发生的各种耗费,但不包括财政项目拨款经费、非同级财政拨款项目经费、科教经费等。

(3)医疗全成本:是指为开展医疗服务业务活动,医院各部门发生的各种耗费,以及财政项目拨款经费、非同级财政拨款项目经费形成的各项费用。

(4)医院全成本:是指医疗全成本的各种耗费,以及科教经费形成的各项费用、资产处置费用、上缴上级费用、对附属单位补助费用、其他费用等各项费用。

六、成本核算

(一)科室成本核算

1. 科室成本核算　是指以科室为核算对象,按照一定流程和方法归集相关费用、计算科室成本的过程。科室成本核算的对象是按照医院管理需要设置的各类科室单元。

2. 科室划分　医院应当按照服务性质将科室划分为临床服务类、医疗技术类、医疗辅助类、行政后勤类。

(1)临床服务类科室:是指直接为患者提供医疗服务,并能体现最终医疗结果、完整反映医疗成本的科室。

（2）医疗技术类科室：是指为临床服务类科室及患者提供医疗技术服务的科室。

（3）医疗辅助类科室：是指服务于临床服务类和医疗技术类科室，为其提供动力、生产、加工、消毒等辅助服务的科室。

（4）行政后勤类科室：是指除临床服务类、医疗技术类和医疗辅助类科室之外，从事行政管理和后勤保障工作科室。

3.科室成本归集　医院开展科室核算时，应当将提供医疗服务所发生的全部费用，按照成本项目归集到科室单元。通过"业务活动费用""单位管理费用"等会计科目，按照成本项目归集实际发生的各种费用，据此计算确定各科室的成本，包括直接成本和间接成本。

（1）科室直接成本分为直接计入成本与计算计入成本。

1）直接计入成本：是指在会计核算中能够直接计入科室单元的费用。包括人员经费、卫生材料费、药品费、固定资产折旧费、无形资产摊销费、其他运行费用中可以直接计入的费用。

2）计算计入成本：是指由于受计量条件所限无法直接计入科室单元的费用。医院应当根据重要性和可操作性等原则，将需要计算计入的科室直接成本按照确定的标准进行分配，计算计入相关科室单元。对于耗费较多的科室，医院可先行计算其成本，其余的耗费再采用人员、面积比例等作为分配参数，计算计入其他科室。

（2）科室间接成本应当本着相关性、成本效益关系及重要性等原则，采用阶梯分摊法，按照分项逐级分步结转的方式进行三级分摊，最终将所有科室间接成本分摊到临床服务类科室。科室间接成本三级分摊图见图 7-1。

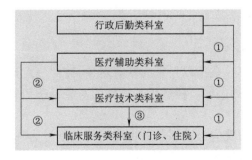

图 7-1　科室间接成本三级分摊图
注：①一级分摊；②二级分摊；③三级分摊。

(1)一级分摊:行政后勤类科室费用分摊,将行政后勤类科室费用采用人员比例、工作量比重等分摊参数向临床服务类、医疗技术类和医疗辅助类科室分摊,并实行分项结转。

(2)二级分摊:医疗辅助类科室费用分摊,将医疗辅助类科室费用采用收入比重、工作量比重、占用面积比重等分摊参数向临床服务类和医疗技术类科室分摊,并实行分项结转。

(3)三级分摊:医疗技术类科室费用分摊,将医疗技术类科室费用采用收入比重等分摊参数向临床服务类科室分摊,分摊后形成门诊、住院临床服务类科室的成本。

(二)诊次成本核算

1.诊次成本核算　是指以诊次为核算对象,将科室成本进一步分摊到门急诊人次中,计算出诊次成本的过程。

2.计算　采用三级分摊后的临床门急诊科室总成本,计算出诊次成本。

$$全院平均诊次成本 = \frac{\sum 全院各门急诊科室成本}{全院总门急诊人次}$$

$$某临床科室诊次成本 = \frac{某临床科室门急诊成本}{该临床科室门急诊人次}$$

(三)床日成本核算

1.床日成本核算　是指以床日为核算对象,将科室成本进一步分摊到住院床日中,计算出床日成本的过程。

2.计算　采用三级分摊后的临床住院科室总成本,计算出床日成本。

$$全院平均实际占用床日成本 = \frac{\sum 全院各住院科室成本}{全院实际占用总床日数}$$

$$某临床科室实际占用床日成本 = \frac{某临床住院科室成本}{该临床住院科室实际占用床日数}$$

(四)医疗服务项目成本核算

1.医疗服务项目成本核算　是指以各科室开展的医疗服务项目为对象,归集和分配各项费用,计算出各项目单位成本的过程。

2.医疗服务项目成本核算对象　是指各地医疗服务价格主管部门和卫生健康行政部门、中医药主管部门印发的医疗服务收费项目,不包括药品和可以单独收费的卫生材料。医疗服务项目应当执行国家规范的医疗服务项目名称和编码。

3.医疗服务项目成本核算开展步骤　首先确定医疗服务项目总成本,其次计算单个医疗服务项目成本。应当以临床服务类和医疗技术类科室二级分摊后成本剔除药品成本、单独收费的卫生材料成本作为医疗服务项目总成本,采用作业成本法、成本当量法、成本比例系数法等方法(医院可结合实际探索适当的计算方法)计算单个医疗服务项目成本。

(1)作业成本法

1)作业成本法:是指通过对某医疗服务项目所有作业活动的追踪和记录,计量作业业绩和资源利用情况的一种成本计算方法。该方法以作业为中心,以成本动因为分配要素,体现"服务消耗作业,作业消耗资源"的原则。提供某医疗服务项目过程中的各道工序或环节均可视为一项作业。成本动因分为资源动因和作业动因,主要包括人员数量、房屋面积、工作量、工时、医疗服务项目技术难度等参数。

2)作业成本法核算步骤见表7-1。

表 7-1　作业成本法核算步骤

步骤	核算方式
第一步 划分作业	在梳理医院临床服务类科室和医疗技术类科室医疗业务流程基础上,将医疗服务过程划分为若干作业。各作业应当相对独立、不得重复,形成医院统一、规范的作业库
第二步 直接成本归集	将能够直接计入或者计算计入某医疗服务项目的成本直接归集到医疗服务项目
第三步 间接成本分摊	将无法直接计入或者计算计入某医疗服务项目的成本,首先按照资源动因将其分配至受益的作业,再按照医疗服务项目消耗作业的原则,采用作业动因将作业成本分配至受益的医疗服务项目

(2)成本当量法

1)成本当量法:是指在确定的核算期内,以科室单元为核算基础,遴选典型的医疗服务项目作为代表项目,其成本当量数为"1",作为标准当量,其他项目与代表项目进行比较,进而得到其他项目各自的成本当量值,再计算出各项目成本的方法。

2)成本当量法核算步骤见表7-2。

表7-2　成本当量法核算步骤

步骤	核算方式
第一步	选取代表项目。确定各科室单元典型项目作为代表项目,将其成本当量数设为"1"
第二步	计算科室单元的总当量值
第三步	计算当量系数的单位成本
第四步	计算项目单位成本

3)科室单元总当量值的计算:①以代表项目单次操作的资源耗费为标准,将该科室单元当期完成的所有医疗服务项目单次操作的资源耗费分别与代表项目相比,得出每个项目的成本当量值。②每个项目的成本当量值乘以其操作数量,得出该项目的总成本当量值。③各项目总成本当量值累加得到该科室单元的成本当量总值。

4)当量系数单位成本的计算

$$当量系数的单位成本=$$
$$\frac{该科室单元当期总成本-药品成本-单独收费的卫生材料成本}{该科室单元的成本当量总值}$$

5)项目单位成本的计算

项目单位成本=当量系数的单位成本×该项目的成本当量值

(3)成本比例系数法

1)成本比例系数法:是指将归集到各科室单元的成本,通过设定某一种分配参数,将科室单元的成本最终分配到医疗服务项目的计算方法。

2)核算方法:①收入分配系数法。将各医疗服务项目收入占科室单元总收入(不含药品收入和单独收费卫生材料收入)的比例作为分配成本的比例。②操作时间分配系数法。将各医疗服务项目操作时间占科室单元总操作时间的比例作为分配成本的比例。③工作量分配系数法。将各医疗服务项目工作量占科室单元总工作量的比例作为分配成本的比例。

（4）作业成本法、成本当量法、成本比例系数法的特点（表7-3）。

表7-3　作业成本法、成本当量法、成本比例系数法的特点

项目成本核算方法	特点
作业成本法	1.遵循"服务消耗作业、作业消耗资源" 2.追踪医疗服务所有作业及资源消耗情况 3.直观反映出成本与医疗服务对应的关系
成本当量法	1.成本当量测定难，直接影响核算结果 2.计算方法简单易行
比例系数法	1.比例系数设置单一，成本分摊口径较粗 2.计算方法简单易行

（五）病种成本核算

1.病种成本核算　是指以病种为核算对象，按照一定流程和方法归集相关费用，计算病种成本的过程。医院开展的病种可参照临床路径和国家推荐病种的有关规定执行。

2.病种成本核算方法

（1）自上而下法：自上而下法以成本核算单元成本为基础计算病种成本。按照以下步骤开展核算：①统计每名患者的药品和单独收费的卫生材料费用，形成每名患者的药耗成本。②将成本核算单元的成本剔除所有计入患者的药品和单独收费的卫生材料费用后，采用住院天数、诊疗时间等作为分配参数分摊到每名患者。③将步骤①和步骤②成本累加形成每名患者的病种成本。④将同病种患者归为一组，然后将组内每名患者的成本累加形成病种总成本，采用平均数等方法计算病种单位成本。

$$病种总成本 = \sum 该病种每名患者成本 \quad 某病种单位成本 = \frac{该病种总成本}{该病种出院患者总数}$$

（2）自下而上法：自下而上法以医疗服务项目成本为基础计算病种成本。按照以下步骤开展核算：

1）将医疗服务项目成本、药品成本、单独收费的卫生材料成本对应到每名患者后，形成每名患者的病种成本。

$$某患者病种成本 = \sum (该患者核算期间内某医疗服务项目工作量 \times 该医疗服务项目单位成本) + \sum 药品成本 + \sum 单独收费的卫生材料成本$$

2)将同病种患者归为一组,然后将组内每名患者的成本累加形成病种总成本,采用平均数等方法计算病种单位成本。

$$病种总成本 = \sum 该病种每名患者成本$$

$$某病种单位成本 = \frac{该病种总成本}{该病种出院患者总数}$$

(3)成本收入比法:成本收入比法以服务单元的收入和成本为基础计算病种成本,通过计算医院为患者提供的各服务单元的成本收入比值,利用该比值将患者层面的收入转换为成本。按照以下步骤开展核算:

1)计算各服务单元的成本收入比值。

$$某服务单元成本收入比 = \frac{该服务单元成本}{该服务单元收入}$$

2)计算患者病种成本。

$$某患者病种成本 = \sum 该患者某服务单元收入 \times 该服务单元成本收入比$$

3)将同病种患者归为一组,然后将组内每名患者的成本累加形成病种总成本,采用平均数等方法计算病种单位成本

$$病种总成本 = \sum 该病种每名患者成本$$

$$某病种单位成本 = \frac{该病种总成本}{该病种出院患者总数}$$

(4)自上而下法、自下而上法、成本收入比法的特点(表7-4)

表 7-4　自上而下法、自下而上法、成本收入比法的特点

DRG/病种成本核算	特点
自上而下法	1. 以住院天数为分配系数,难以准确区分不同难度疾病差异 2. 核算结果只体现成本货币表现,难以反映病种资源消耗情况 3. 数据获取方面简单易行
自下而上法	1. 以医疗服务项目成本为基础,可反映病种资源消耗情况 2. 核算结果相较于自上而下法更为准确
成本收入比法	1. 以服务单元收入和成本为基础,医疗服务价格调整不到位将会影响收支配比 2. 数据获取方面简单易行

（六）DRG 成本核算

1. DRG 成本核算　是指以 DRG 组为核算对象，按照一定流程和方法归集相关费用计算 DRG 组成本的过程。

2. DRG 成本核算方法主要有自上而下法、自下而上法和成本收入比法。

（1）自上而下法：自上而下法以成本核算单元成本为基础计算 DRG 组成本。按照以下步骤开展核算：①统计每名患者的药品和单独收费的卫生材料费用，形成每名患者的药耗成本。②将成本核算单元的成本剔除所有计入患者的药品和单独收费的卫生材料费用后，采用住院天数、诊疗时间等作为分配参数分摊到每名患者。③将步骤①和步骤②成本累加形成每名患者的成本。④将每名患者归入到相应的 DRG 组，然后将组内每名患者的成本累加形成该 DRG 组总成本，采用平均数等方法计算该 DRG 组单位成本。

$$DRG 组总成本 = \sum 该 DRG 组每名患者成本$$

$$某 DRG 组单位成本 = \frac{该 DRG 组总成本}{该 DRG 组出院患者总数}$$

（2）自下而上法：自下而上法以医疗服务项目成本基础计算 DRG 组成本。按照以下步骤开展核算：

1）将医疗服务项目成本、药品成本、单独收费的卫生材料成本对应到每名患者后，形成每名患者的成本。

$$某患者成本 = \sum（患者核算期间内某医疗服务项目工作量 \times$$

$$该医疗服务项目单位成本）+ \sum 药品成本 +$$

$$\sum 单独收费的卫生材料成本$$

2）将每名患者归入相应的 DRG 组，然后将组内每名患者的成本累加形成该 DRG 组总成本，采用平均数等方法计算该 DRG 组单位成本。

$$DRG 组总成本 = \sum 该 DRG 组每名患者成本$$

$$某 DRG 组单位成本 = \frac{该 DRG 组总成本}{该 DRG 组出院患者总数}$$

（3）成本收入比法：成本收入比法以服务单元的收入和成本为基础计算 DRG 组成本，通过计算医院为患者提供的各服务单元的成本收入比值，利用该比值将患者层面的收入转换为成本。按照以下步骤开展核算：

1）计算各服务单元的成本收入比值。

$$某服务单元成本收入比 = \frac{该服务单元成本}{该服务单元收入}$$

2）计算患者成本。

$$某患者成本 = \sum 该患者某服务单元收入 \times 该服务单元成本收入比$$

3）将每名患者归入相应的 DRG 组,然后将组内每名患者的成本累加形成该 DRG 组总成本,采用平均数等方法计算该 DRG 组单位成本。

$$DRG 组总成本 = \sum 该 DRG 组每名患者成本$$

$$某 DRG 组单位成本 = \frac{该 DRG 组总成本}{该 DRG 组出院患者总数}$$

第三节　医院成本管控的保障举措

一、建立成本核算小组

领导小组的工作职责:明确医院各部门在成本管理中的职责,督促各部门落实工作任务;确定医院成本管理工作制度和工作流程,督促提高成本数据的准确性和及时性;确定成本核算对象,包括核算单元(核算科室)、核算项目及核算病种等;结合成本分析数据及成本管理建议,确定年度医院成本控制方案;确定成本管理考核制度和考核指标,纳入医院绩效考核体系。

工作小组的工作职责:依据制度要求,制定医院内部成本管理实施细则、岗位职责及相关工作制度等。归集成本数据,进行成本核算,按照有关规定定期编制、报送成本报表;开展成本分析,提出成本控制建议,为医院决策、管理提供支持和参考;组织落实医院成本管理工作领导小组的决定,监督实施成本控制措施;参与成本考核制度的制定,并组织实施;开展院内成本管理业务培训和工作指导;建立健全成本管理档案。

其他相关部门职责:按照成本管理工作领导小组部署,在财务部门(成本管理工作办公室)的指导下,按照相关规定和要求定期完成本科室和本部门成本核算相关信息和资料的记录、统计、核对与报送等工作;执行成本管理工作领导小组的决定,落实成本管理相关规定,实施成本控制。

二、创新成本管控理念

新医改形势下,要求医院成本管理中满足最低价格提供优质服务的需求,这就要求医院转变传统的成本管控理念,也就是将重视经济效益,转变为高效、优质的成本管控,其中,保证医疗服务质量是首要任务,而要想实现低能耗的工作目标,就要根据患者实际情况。制定个性化的治疗方案,通过减少盲目用药、过度治疗等,控制经营成本,减轻患者的经济负担。通过为患者提供针对性的医疗服务,还能从某种程度上减少冗余的服务过程,从而提高服务质量,减少成本浪费。另外,在新型的管理理念下选择成本核算,还能保证运行成本的合理性,为医院营造良性循环的医疗环境,提高经济效益,促进可持续发展。

三、制定医疗行业的质量控制标准

医院成本管理和控制不能单纯地局限于经济效益的提高。成本的降低,从当前的医疗服务上看,服务质量是推动医疗领域发展的重要因素,也是保证成本管控科学性的关键。新医改形势下,卫生监管部门需强化对医疗行业的引导,监督他们尽快制定符合医疗行业的质量控制标准,禁止用牺牲服务质量来提高经济效益。同时,还要根据自身情况制定规范化的处罚机制,对于服务质量不达标的机构,及时追究工作责任,在创新成本管控的情况下,提升服务水平。

四、发挥成本预算管理作用

编制成本预算方案能有效管控成本,提高成本的运行效率。通常情况下,医院的成本管控都是在预算管理上进行的。编制预算方案是优化资源配置的重要环节。医院成本管控中,根据各科室不同工作和成本发生的关系,给出标准化的支出定额,并进行定额控制。与此同时,落实成本定额管理机制,将成本预算的执行结果作为考核成本管控的标准,将成本管控贯彻到每项活动中。此外,还要准确预算每个具体项目,在规范化的过程管控下,实现最终的成本管控目标。

五、控制人力成本,优化组织机构

医护人员作为医院各项工作的直接参与者,工作费用占据总成本的较大比例。由此可见,医院的人力成本控制,是成本管控中的重中之重。医院需遵循以人为本的原则,不但要开展新项目,及时引入优秀人才,还要根据医院情况,合理设置科室和岗位,落实全员聘用制,尽可能地发挥每位员工潜能,减少由员工配置不合理带来的损失。人力成本增长和经济效益水平应保持一致,且职工工资增减也要和劳动生产率一致,不能因医院收入不理想随意减少职工收入,也不能在医院获得一定效益后就增加职工收入,必须将人力成本控制在合理范围内。

此外,还要均衡人才建设、成本管控之间的关系,为医院建设优质的工作团队。人才作为医院发展的主要力量,在市场经济、知识经济快速发展的现阶段,人才储备具有重要作用。但从当前的医院来看,人才建设和培养对资金投入有着较高要求,医院要想有效管控成本,保证发展潜力,就要维持人才建设、成本管控的均衡性,在不影响医院运行、服务质量的情况下,调整人才队伍建设时的资金和资源投入,并用长远眼光看待短期投入的效益,保证现阶段和长远发展的协调性。

六、加强成本管控信息化建设

当前,信息技术已成为各领域的常用技术,对提高工作效率和经济效益意义重大。医院作为国家的服务性机构,要想提高服务质量,减少人力、物力投入,强化信息化管理尤为重要。加大信息管理硬件的投入力度,为医院各科室配备电子设备。布设网络线路,保证医院网络的连通性。创建一体化的软件系统,统一管理各科室成本信息,提高工作效率。同时,还要精确划分成本项目,实现精细化的成教管控目标,特别是工作人员不便出入的科室,通过所建立的信息化网络,能足不出户地传输、获得信息。基于信息化管理系统功能,将其用于成本管控中,能及时发现异常的成本信息,通过对数据的分析,找寻导致异常的原因,采用有效措施处理,增强信息可靠性。

七、加强存货招标采购和领用控制

第一,实施招投标采购制度。医院存货采购是成本管控的关键环节,材料、药品等采购价格,不但影响着医疗成本,还影响着患者的医疗负担。因此,需强化对采购环节的控制。招投标采购制度的实施,是医院规范物资采购和供应流程,保证物资质量的主要手段。当然,在采购物资时,要严格遵循该制度确定采购价格供应商,杜绝商业贿赂、吃回扣。第二,严格把控各物资库存量,减少物资存储成本。可借鉴企业的进货方式,确定经济性的进货量和存储日期,减少资金浪费。第三,各科室做好物资领取、使用记录工作,并及时核查,保证相应数据的真实性,减少不必要的支出和浪费。例如,统计收入在百元及以上服务的材料消耗情况,建立低值易消耗物资的科室查账制度,实行以旧换新的领用制度等,强化医院存货的领用控制。

■ 参考文献

［1］由宝剑.医院成本核算［M］.北京：中国市场出版社，2019：6.

［2］程薇.医院成本管理［M］.北京：经济科学出版社，2012：14-15.

［3］顾英奇.进一步解放思想深化医院改革［J］.中华医院管理杂志，1992，8（8）：21.

［4］李勇，李卫平.我国医院成本核算研究的演进与展望［J］.中国卫生事业管理，2007（4）：247-249.

［5］Helmi MA. Tanju M N Activity-based costing may reduee costs，aid planning［J］. Health Finance Manage，1991，45（11）：95-96.

第八章 DRG在绩效考核中的应用

第一节　新形势下对医院绩效管理的要求

一、绩效管理概述

（一）医院绩效管理新形势

1. 医改对医院绩效与薪酬管理的规定　2009 年《中共中央国务院关于深化医药卫生体制改革的意见》中提出改革人事制度，完善分配激励机制，推行聘用制度和岗位管理制度，严格工资总额管理，实行以服务质量及岗位工作量为主的综合绩效考核和岗位绩效工资制度，有效调动医务人员的积极性。2013 年由国家卫生计生委、国家中医药管理局联合制定发布《加强医疗卫生行风建设"九不准"》，明确禁止将医疗卫生人员个人收入与药品和医学检查收入挂钩，不准开单提成等行为。

2015 年《国务院办公厅关于全面推开县级公立医院综合改革的实施意见》中提出建立符合行业特点的人事薪酬制度。相关要点如下：①完善编制管理办法。要在地方现有编制总量内，合理核定县级公立医院编制总量，创新县级公立医院机构编制管理方式，逐步实行编制备案制，建立动态调整机制。在岗位聘用、收入分配、职称评定、管理使用等方面，对编制内外人员统筹考虑，按照国家规定推进养老保险制度改革。②改革人事制度。全面推行聘用制度、岗位管理制度和公开招聘制度。以核定的人员总量为基础设置岗位。坚持按需设岗、竞聘上岗、按岗聘用、合同管理，变固定用人为合同用人，变身份管理为岗位管理。结合实际妥善安置未聘人员。落实医院用人自主权。条件具备的地方新进人员可由医院根据有关规定和核定的人员总量公开招聘,招聘结果报相关部门备案,卫生计生、机构编制、人力资源社会保障、纪检监察等部门要发挥监督职能。③合理确定医务人员薪酬水平。根据医疗行业培养周期长、职业风险高、技术难度大、责任担当重等特点,国家有关部门要加快研究制定符合医疗卫生行业特点的薪酬改革方案。在方案出台前,各县(市)可先行探索制定县级公立医院绩效工资总量核定办法,着力体现医务人员技术劳务价值,合理确定医务人员收入水平,并建立动态调整机制。完善绩效工资制度,医院通过科学的绩效考核自主进行收入分配,做到多劳多得、优绩优酬,重点向临床和公共卫生一线、业务骨干、关键岗位和有突出贡献的人员倾斜,合理拉开收入差距。严禁给医务人员设定创收指标,严禁将医务人员收入与医院的药品、检查、治疗等收入挂钩。同年,《国务院办公厅关于城市公立医院综合改革试点的指导意见》发布也提出建立符合医疗行业特点的人事薪酬制度。

2017年《国务院办公厅关于建立现代医院管理制度的指导意见》提出健全人力资源管理制度和绩效考核制度。健全人力资源管理制度主要内容为:建立健全人员聘用管理、岗位管理、职称管理、执业医师管理、护理人员管理、收入分配管理等制度。在岗位设置、收入分配、职称评定、管理使用等方面,对编制内外人员统筹考虑。公立医院在核定的薪酬总量内进行自主分配,体现岗位差异,兼顾学科平衡,做到多劳多得、优绩优酬。按照有关规定,医院可以探索实行目标年薪制和协议薪酬。医务人员薪酬不得与药品、卫生材料、检查、化验等业务收入挂钩。健全绩效考核制度主要内容为:将政府、举办主体对医院的绩效考核落实到科室和医务人员,对不同岗位、不同职级医务人员实行分类考核。建立健全绩效考核指标体系,围绕办院方向、社会效益、医疗服务、经济管理、人才培养培训、可持续发展等方面,突出岗位职责履行、工作量、服务质量、行为规范、医疗质量安全、医疗费用控制、医德医风和患者满意度等指标。严禁给医务人员设定创收指标。将考核结果与医务人员岗位聘用、职称晋升、个人薪酬挂钩。

2.公立医院薪酬和绩效管理方案 2017年1月,由国家人社部、国家卫计委等五部门联合印发《关于开展公立医院薪酬制度改革试点工作的指导意见》,明确提出人力资源和社会保障、财政等部门要根据当地经济发展、财政状况、工作量、服务质量、公益目标完成情况、成本控制、绩效考核结果等,按照"允许医疗卫生机构突破现行事业单位工资调控水平,允许医疗服务收入扣除成本并按规定提取各项基金后主要用于人员奖励"的要求,在现有水平基础上合理确定公立医院薪酬水平和绩效工资总量,逐步提高诊疗费、护理费、手术费等医疗服务收入在医院总收入中的比例。

公立医院薪酬制度改革试点的主要内容:

(1)优化公立医院薪酬结构:要结合公立医院公益性定位、工作特点和本地实际,以及不同公立医院的功能定位和医、护、技、药、管等不同岗位职责要求,合理确定公立医院薪酬结构,注重医务人员长期激励。完善岗位绩效工资制,有条件的可探索实行年薪制、协议工资制等多种模式。

(2)合理确定公立医院薪酬水平:人力资源社会保障、财政部门根据当地经济发展、财政状况、工作量、服务质量、公益目标完成情况、成本控制、绩效考核结果等,按照"允许医疗卫生机构突破现行事业单位工资调控水平,允许医疗服务收入扣除成本并按规定提取各项基金后主要用于人员奖励"的要求,在现有水平基础上合理确定公立医院薪酬水平和绩效工资总量,逐步提高诊疗费、护理费、手术费等医疗服务收入在医院总收入中的比例。对高层次人才聚集、公益目标任务繁重,承担科研、教学任务以及需要重点发展的公立医院或绩效考核评价结果优秀的公立医院,适当提高薪酬水平。建立动态调整机制,稳步提高医务人员薪酬水平,调动医务人员积极性。

(3)推进公立医院主要负责人薪酬改革:公立医院主管部门根据公立医院考核评价结果、个人履职情况、职工满意度等因素,合理确定医院主要负责人的薪酬水平。公立医院主要负责人薪酬水平应高于本院平均薪酬水平,并与本院职工薪酬水平保持合理关系。鼓励公立医院主管部门对公立医院主要负责人探索实行年薪制。

(4)落实公立医院分配自主权:公立医院在核定的薪酬总量内进行自主分配。医院制定绩效分配办法要充分发扬民主,广泛征求职工意见,充分体现医、护、技、药、管等不同岗位差异,兼顾不同学科之间的平衡,向关键和紧缺岗位、高风险和高强度岗位、高层次人才、业务骨干和作出突出成绩的医务人员倾斜,向人民群众急需且专业人才短缺的专业倾斜,体现知识、技术、劳务、管理等要素的价值,避免"大锅饭"。适当提高低年资医生薪酬水平,统筹考虑编制内外人员薪酬待遇,推动公立医院编制内外人员同岗同薪同待遇。严禁向科室和医务人员下达创收指标,医务人员个人薪酬不得与药品、卫生材料、检查、化验等业务收入挂钩。

(5)健全以公益性为导向的考核评价机制:公立医院主管部门要制定科学的公立医院考核评价指标体系,综合考虑职责履行、工作量、服务质量、费用控制、运行绩效、成本控制、医保政策执行情况等因素,定期组织考核,考核结果与医院薪酬总量挂钩。对考核不合格的医院,要适当降低薪酬水平。

3.DRG支付方式改革对医院绩效考核的要求　随着我国医疗卫生体制改革的不断深入,按DRG医保支付方式改革试点工作也在快速推进,而我国公立医院当前的绩效模式已经无法适应DRG支付方式。

医院如果不进行绩效改革,那么只能被动地承担越来越沉重的成本压力。设计出适合DRG医保支付方式的绩效考核模式才能适应医改新形势。

(二)价值医疗对医院绩效管理的要求

价值医疗核心是"以患者为中心"。所谓价值医疗就是临床价值、患者的价值和经济价值以及市场价值的综合考虑。卫生经济学家将其称为"最高性价比的医疗",倡导从传统医疗服务转型为"以人为本的一体化服务"(PCIC),实现供给侧(医疗机构与厂家)与需求侧(患者与健康人群)利益的平衡。价值医疗包含成本控制、治疗效果、患者需求三层含义。我国医院以疾病为中心的传统医疗模式,面临社会环境变化的挑战,控制医疗成本,寻求医疗最佳、最合理价值,以价值为导向,按病种付费、按DRG付费、临床路径管理,其最终导向的也是以更少的医疗成本获得更大的医疗价值。医院为向患者提供真正的价值医疗,需要以体现医院服务价值的绩效考核模式推进。因此,将DRG引入医院绩效考核体系也是实现价值医疗的手段。

二、绩效相关概念

(一)绩效

绩效就是能达到或超越组织所制定的战略目标的行为。这个组织可以是医院,也可以是部门或班组,而最后能实现其战略目标的核心主体则是员工。

(二)关键绩效指标(KPI)

医院的战略目标被层层分解到部门,甚至是员工个人。在医院战略目标层层分解的过程中,需要将医院的战略目标根据部门及个人所处的岗位职能去制定考核项目及指标,由此制定出来的指标则被称为关键绩效指标(KPI)。KPI也就是对应战略目标所制定出需要考核的指标。

(三)绩效考评(绩效评估)

当KPI被制定出来后,则需要制定目标值(除目标值外,一般还可以制定所谓的期望值及下限值),并根据这些KPI的不同属性做不同时间段及不同方法的考核,从目标分解到个人进行考核。这整个过程我们称为绩效考评(或称绩效评估)。

(四)激励

根据绩效考评的结果,我们再设计除一套员工个人的奖惩制度,作为一种管理手段来引领所有员工付出努力以达到目标,称之为激励。

第二节　医院绩效考核一般方法

一、按收入提成的绩效分配模式

从 20 世纪 90 年代以来,由于政府部门对公立医院采取了"给政策不给钱"的治理策略,各公立医院纷纷开始发挥主观能动性,强化市场补偿意识,对员工采取按收入提成的激励方式,大致做法就是允许各科室根据自身高低的情况确定一个固定的提成比例。此举一方面是适当增加医护人员的收入,另一方面是激励员工多劳多得。

毫无疑问,按收入提成应该是公立医院绩效管理的和奖金分配的第一个历史阶段,推行之初,极大地调动了医务人员的积极性,既提升了他们的收入水平,也促进了公立医院在政府补偿缺位情况下的发展能力。

随着时间的推移和改革的深入,简单地按收入提成的做法越来越暴露出其缺陷所在,医务人员开始抱怨"为什么收入增多而奖金却只增加一点点",医院管理者也在抱怨"医疗价格由国家制定,医院缺乏定价空间,奖金分配却只按照收入计提,不合情理"。

由于医院的政府补偿机制不到位,物价管控严格,按收入提成的方法缺乏成本管控的视角,导致医院浪费现象十分惊人,结果众多的医院运营资金出现困难,甚至收不抵支、亏损严重。

二、成本核算绩效分配模式

旧有的平衡一旦打破,就不可能回到起点,因此收支结余式的成本核算绩效分配模式得以应运而生,全面代替了按收入提成的旧有模式,医疗机构的奖金分配模式开始迈入第二个历史阶段。

在这种模式下,医院以"(收入一支出)×分配系数=分配金额"的计算公式进行分配,新型的奖金分配模式在一定程度上标志着医院从粗放式经济管理方式开始迈向了精细化的经济管理方式,以此作为奖金分配的依据,这是对医院过去内部不分科室和岗位而平均分配奖金方式的一次调校。

将成本核算绩效分配模式引入医院管理,医院极大地降低了运行成本,改善了运营情况,提升了职工的积极性;将成本核算引入科室,科室收支"一笔糊涂账"的局面得到了很大改观,从而强化了科室发放奖金的能力,避免了"拍脑袋"决策的局面;由于药品收入不计入医疗收入,科室要提高收支结余量,就必须依靠治疗、检查和新技术的开展,因而也在一定程度上促进了科室的能力建设。

与收入提成的模式一样,在发展过程中,收支结余式绩效分配模式的局限性再次日益凸显。

首先,它无法体现不同医疗服务项目之间技术和风险的差异。由于对不同的服务项目都给予相同分配系数,结果不同项目间的差别仅仅体现在收费价格上。众所周知,由于医疗服务价格收到政府部门的严格管制,根本就无法全面合理地反映不同医疗服务项目真实的资源投入情况,从而刺激了医生选择风险含量低、技术含量低的医疗项目。

其次,简单的"收入减支出"做法造成科室成本管控"有心无力"。由于科室成本中包含了很多来自分摊或非科室可控的成本项目,如水、电、房屋折旧、设备折旧等成本就属于科室难以控制的内容,而由棉花纱布等非计价耗材、心脏球囊等高值计价耗材、针管等计价耗材却由科室制订领用计划,导致出现层出不穷的收支不相符或过多库存等问题。

最后,它也难以反映实际的工作量与服务质量,反而陷科室于一种两难的境地。由于一方面使用医、护、技合并式的计算方法;另一方面却强调收入减支出分配格局,结果既难以清晰界定医、护各自的工作量水平和服务质量的变化,同时又让科室在"鼓励科室"与"控制科室"之间百般徘徊。

更为致命的是,收支结余式的奖金分配模式容易导致医院的奖金分配单纯以经济指标为依据,从而偏离公立医院的价值追求,因而在这种模式日益铺开之际,它也受到了越来越多的争议,甚至被指责为"看病难、看病贵"的重要推手。

三、以资源消耗为基础的相对价值比率

2009 年发布的《中共中央国务院关于深化医药卫生体制改革的意见》明确指出,完善收入分配制度,建立以服务质量和服务数量为核心、以岗位责任与绩效为基础的考核和激励制度。以资源消耗为基础的相对价值比率(resource based relative value scale,RBRVS)是目前常用的以工作量进行绩效考核的

模式。

RBRVS是由哈佛大学公共卫生学院萧庆伦教授及其团队经近10年研究出的医师报酬支付系统,通过比较医师服务中投入的各类资源要素、成本高低来计算每次服务的相对价值。

RBRVS评估系统可有效评估医师工作的劳动价值,经比较医师在医疗活动中投入的各类成本要素高低,计算每个医疗项目的相对价值。即确定全部医疗服务项目非货币单位表示的相对价值比率(RVS),并结合服务量和服务费用总预算,计算出RVS的货币转换系数。该系数与每项服务RVS乘积推算出该项服务的酬金价格,用以支付医师服务费用的价值体系。计算方式为:RBRVS=(TW+RPC+RL)×GAF。其中,TW(total work)为医师工作投入,占52%;RPC(relative specialty practice costs)为专科执业成本系数,占44%;PLI(professional liability insurance)为医疗过失保险费,占4%;GAF(geographic adjustment factor)为地区调整系数。

RBRVS的应用原则主要体现为:①须为医师亲自操作项目。②技术、心理压力、风险要求高者,其绩效分配率则高。③时间耗费高,分配比率高。④判读、指导为主的诊疗项目,绩效分配率相对较低。⑤医师需培训时间长,执业成本高者,则其分配率高。

与收入减支出后提取固定分配系数的全成本核算式绩效奖金分配模式相比,RBRVS明显具有的优点就在于它将绩效与工作量进行勾连,而不再与收支结余挂钩。

四、其他绩效考核方法

(一)目标管理法

目标管理法(MBO)是将医院目标逐级分解到科室与个人,转化为具体可操作的员工目标,在这个过程中通过统一标准化管理,发挥各类人员的积极性与创造性,最终目的是通过各自目标的达成而完成组织整体目标。具体实施步骤:

1.制定目标　管理者与员工根据医院整体目标共同协商制定具体可行的工作目标。

2.实施目标　根据计划目标的执行和监控,掌握进度,发现并修正解决问题。

3.评价结果　将员工实际达到的目标与医院预期目标进行比较,制定相应的奖惩措施来促进目标的实现。

4. 反馈　医院管理者和员工通过整个目标管理周期的回顾与评估,为制订下一个目标计划提供更好的决策意见。

(二)关键绩效指标

关键绩效指标(KPI)是将医院战略目标层层分解成具体可操作的目标,提取对医院运作最关键、最不可或缺的要素,用于衡量医院战略实施效果的关键性指标考核体系。其核心思想是根据"20/80"原则,认为医院管理者找到并抓住组织的关键成功领域和要素,进而对关键绩效指标进行高效、高质量组织管理,就能实现医院的使命和战略目标,形成医院竞争优势。

(三)平衡记分卡

平衡记分卡(BSC)的核心思想是通过财务、客户、内部流程、学习与发展四个维度指标的相互驱动来展现医院的战略轨迹。其优势在于引进非财务指标,打破公立医院传统的只注重财务指标管理与考核的单一性。通过以上四个维度的相互联系规划公立医院的战略目标,构建绩效评价指标体系,将公立医院的日常活动与战略目标有效结合,实现长期目标与短期目标、内部与外部利益的平衡,综合反映战略目标实施效果。

(四)360 度绩效考核法

360 度绩效考核法从自上而下、自下而上、平行关系、外在联系这全方位的角度,分别通过上级的评价、下属的反馈、同事的交流、客户的反馈获取信息来源,再加上自我评价,来对员工进行不同视角的全方位考核,再将这些信息汇总到专业人士处进行最终的评价考评。

第三节　基于 DRG 的医院绩效考核

随着 DRG 支付方式改革的推进,以 DRG 作为绩效考核的工具,将 DRG 相关指标纳入绩效考核体系,推动医院精细化管理,实现医院的可持续发展具有重要意义。

一、DRG 绩效考核相关指标

(一)总权重绩效

在 DRG 付费制度中最终是按照总权重的多少进行医保资金拨付的,而且权重数的多少也整体反映出医务人员的风险程度、时间和精力的付出等,所以在基础绩效中要重点考虑对总权重数（总产出）进行激励。

（二）CMI值考核

CMI（病例组合指数）是指一家医院/科室平均每份病例的权重，反映医院收治病例的总体特征。CMI值是一个相对数，可以横向进行比较，所以绩效设计时需要考虑各科室CMI值，引导科室积极调整病种结构，积极进修学习大重病治疗技术，提升科室技术水平。

（三）DRG组数绩效

新增DRG疾病组其实就是开展新项目新技术，这里要根据覆盖DRG组数或者新增DRG组数的权重进行绩效激励。

（四）权重≥2病例绩效

权重≥2的病例一般为疑难病症、大重病。为了更好地激励技术水平提升，提高医院治疗大重病的水平，可以设置权重≥2的病例激励。

（五）三四级手术激励

三四级手术对医院技术水平提升有非常重要的促进作用，所以要重点激励三四级手术。

（六）时间和费用消耗指数考核

利用费用消耗指数和时间消耗指数评价科室的绩效，如果计算值在1左右表示接近平均水平；小于1，表示医疗费用较低或住院时间较短；大于1，表示医疗费用较高或住院时间较长。时间和费用消耗指数都略小于1比较好，说明工作效率比较高，成本控制比较好。

（七）低风险组死亡率考核

低风险组死亡率反映那些病情并不严重的病例发生死亡的概率，反映了医疗安全的情况。

由于各家医院的情况不同，所以绩效设计指标体系也不相同，执行或者即将要执行DRG付费的医院，需要正确认识到DRG付费之后医院的绩效分配制度也需要跟着发生变化，甚至是翻天覆地的变化，从而更好地引导大家关注医院/科室的发展。

二、DRG在医院绩效核算中的应用

将DRG应用于医院绩效核算，主要有以下几种方法。

（一）综合目标考核

根据医院发展战略的目标，设定医院的考核维度及关键绩效指标，将DRG

相关指标体系纳入目标管理体系中,医院与科室签订目标责任书,对科室绩效综合目标考核,并将考核结果于绩效。其核算公式如下:

$$科室绩效工资总额=医院本期预算绩效工资总额×科室所在科系绩效$$
$$工资权重÷\sum(该科系各科室综合目标考核分×$$
$$该科室人数)×(科室综合目标考核分×该科室医师$$
$$人数)。$$

(二)工作量核算法

主要指对科室总权重数(总产出)进行激励,可以根据绩效预算情况设定激励单价核算绩效额。其核算公式如下:

$$科室工作量绩效=总权重数×每权重绩效单价$$

(三)单项奖惩法

科学地对各科室病种进行分析和预算,对科室盈亏进行考核。但对于部分科室的病种会亏损比较严重,若是代表医院技术水平高低的关键病种可进行科学评估后进行保护。

$$科室盈亏单项奖惩额=\sum(该科室内所有 DRG 病组的医保支付额-$$
$$该科室内相应 DRG 病组成本)×该科室内相应$$
$$DRG 病组病例数×科室盈亏额奖惩比例$$

■ 参考文献

[1] 廉昇. DRGs 时代:医院前瞻性绩效[M].北京:新华出版社,2020:13-14.

[2] 彭望清,朱胤.绩效革命[M].北京:光明日报出版社,2017:15-17.

[3] 郑基华,吴正一,崔迎惠,等.RBRVS 评估系统在义务人员绩效分配中的应用[J].中国医院管理,2016,36(10):55-57.

第一节　DRG在医疗服务绩效评价中的应用

医疗服务具有无形性、不确定性、多样复杂等特点,难以通过同一标准去对比衡量,但DRG将医疗服务进行了标化与量化,使不同医院、科室、医生,以及不同疾病之间的治疗效果、效率变得客观、可比,使其被广泛应用于住院服务的绩效评价。基于DRG,我们通常使用MDC、DRG组数、总权重、CMI评价医疗服务能力;通过费用消耗指数、时间消耗指数、每医师负担权重、每床日权重产出等指标评价住院服务效率;在安全评价方面,则重点关注低风险组死亡率和中低风险组死亡率(图9-1)。

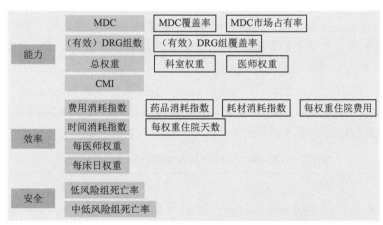

图9-1　基于DRG的住院服务绩效评价指标体系

一、能力

(一)学科发展均衡性(MDC)

DRG 依据解剖和生理系统为主要分类特征,参照 ICD-9-1 将所有病例分为 26 个主要诊断大类(MDC),其覆盖情况能够反映综合医院的学科发展均衡情况。考虑现行公立医疗体系普遍将妇儿、感染等专科作为基本配置与保障要求,而一些疾病本身具有低发性和特殊性,部分 MDC 通常不作为综合医院的评价标准。参照北京市卫生健康委基于 DRG 的住院医疗服务绩效评价方法,以下 8 个 MDC 一般不作为综合医院诊疗技能全面性评价的必须 MDC。不作为综合医院评价标准的 8 个 MDC 见表 9-1。

表 9-1　不作为综合医院评价标准的 8 个 MDC

MDC 编码	MDC 名称
MDCA	先期分组疾病及相关操作
MDCP	新生儿及其他围产期新生儿疾病
MDCR	骨髓增生性疾病和功能障碍,低分化肿瘤
MDCT	精神疾病及功能障碍
MDCU	酒精/药物使用及其引起的器质性精神功能障碍
MDCW	烧伤
MDCX	影响健康因素及其他就医情况
MDCY	HIV 感染疾病及相关操作

除表 9-1 之外的 18 个 MDC 我们称之为常规 MDC,通常用于对综合医院诊疗技能的全面性评价,应重点关注,特别是找出其中的优势 MDC 与缺失或短板 MDC,为医院学科规划与建设提供依据。

对 A 医院(综合医院,下同)2017~2019 年病案首页数据进行分组,以分组器中当地数据为标杆,计算历年 MDC 覆盖情况,医院 2017~2019 年各 MDC 的 DRG 组数情况如表 9-2 所示。

表 9-2　医院 2017~2019 年各 MDC 的 DRG 组数情况

MDC 编码	MDC 名称	标杆 DRG 组数	2017 年	2018 年	2019 年
MDCA *	先期分组疾病及相关操作	9	0	0	0

续表

MDC 编码	MDC 名称	标杆 DRG 组数	2017 年	2018 年	2019 年
MDCB	神经系统疾病及功能障碍	62	31	42	47
MDCC	眼疾病及功能障碍	22	11	13	9
MDCD	头颈、耳、鼻、口、咽疾病及功能障碍	42	24	28	30
MDCE	呼吸系统疾病及功能障碍	58	38	39	46
MDCF	循环系统疾病及功能障碍	113	46	43	51
MDCG	消化系统疾病及功能障碍	49	36	37	42
MDCH	肝、胆、胰疾病及功能障碍	49	37	34	36
MDCI	肌肉、骨骼疾病及功能障碍	78	49	48	51
MDCJ	皮肤、皮下组织及乳腺疾病及功能障碍	34	20	20	21
MDCK	内分泌、营养、代谢疾病及功能障碍	22	9	15	15
MDCL	肾脏及泌尿系统疾病及功能障碍	41	27	29	35
MDCM	男性生殖系统疾病及功能障碍	14	6	9-1	9
MDCN	女性生殖系统疾病及功能障碍	15	11	12	11
MDCO	妊娠、分娩及产褥期	29	15	19	22
MDCP *	新生儿及其他围产期新生儿疾病	19	0	2	1
MDCQ	血液、造血器官及免疫疾病和功能障碍	18	9	9	7
MDCR *	骨髓增生性疾病和功能障碍,低分化肿瘤	31	9	11	11
MDCS	感染及寄生虫病(全身性或不明确部位的)	16	9	9	8
MDCT *	精神疾病及功能障碍	12	3	4	2
MDCU *	酒精/药物使用及其引起的器质性精神功能障碍	4	1	0	0
MDCV	创伤、中毒及药物毒性反应	21	11	12	13
MDCW *	烧伤	12	2	3	2
MDCX *	影响健康因素及其他就医情况	17	10	11	12
MDCY *	HIV 感染疾病及相关操作	8	0	0	0
MDCZ	多发严重创伤	9	3	5	8
合计		804	417	455	489

注:带 * 的 MDC 不作为综合医院诊疗技能全面性评价标准。

以标杆 DRG 组数为分母,以 A 医院各 MDC 实际 DRG 组数为分子,计算历年各 MDC 的 DRG 组覆盖率,则能直观地反映 A 医院 MDC 覆盖情况,包括 MDC 整体覆盖情况及各 MDC 的 DRG 组覆盖率。MDC 覆盖多,特别是 18 个常规 MDC 均有覆盖的,则说明医院学科设置较为全面,而 DRG 组覆盖率越高,则说明该 MDC 相应专业服务范围越广,学科建设全面。以 A 医院为例,2019 年 DRG 组覆盖率最高的前三个 MDC 包括 MDCZ、MDCG、MDCL,均超过 85%;三年中 DRG 组数增长最快的为 MDCZ、MDCK、MDCB。18 个常规 MDC 中,A 医院三年均有涉及,无缺失情况。A 医院 2017～2019 年 MDC 覆盖情况见图 9-2。

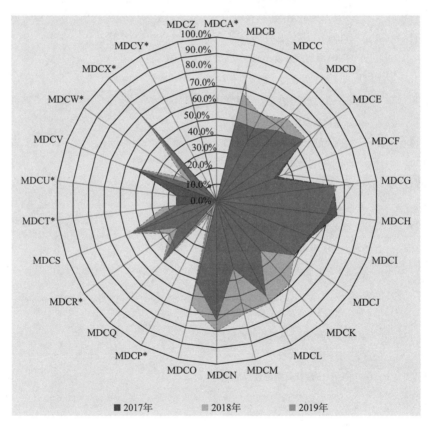

图 9-2　A 医院 2017～2019 年 MDC 覆盖情况

(二)DRG 组数

DRG 组数代表治疗病例所覆盖疾病类型的范围,组数越多说明诊疗范围越广,反之越窄。我们将 18 个常规 MDC 所包含的 DRG 组作为有效组数,用于评价综合医院诊疗范围。以 A 医院 2017～2019 年为例,其 DRG 组数、有效 DRG 组数均呈逐年增长趋势,且增速高于当地平均水平,意味着其诊疗范围正在不断扩大。A 医院 2017～2019 年 DRG 组数见图 9-3。

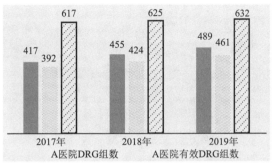

图 9-3　A 医院 2017～2019 年 DRG 组数

　　DRG 组数覆盖率指某医院当年组数占当地 DRG 组数的比,反映了该医院 DRG 组数的相对覆盖情况;有效 DRG 组覆盖率则为某医院有效 DRG 组数占当地当年数据有效 DRG 组数的比,反映了该医院有效 DRG 组数相对覆盖情况。仍以 A 医院为例,不断增长的 DRG 组数带动了 DRG 组覆盖率的上升,特别是有效 DRG 组覆盖率,三年中一直高于 DRG 组覆盖率。A 医院 2017～2019 年(有效)DRG 组数覆盖率见图 9-4。

　　(三)总权重

　　总权重用于衡量医院住院服务产出,它打破了原有通过出院人次评价产出的传统模式,使不同医院、不同科室,甚至不同医师间的产出变得客观、可比。总权重值越高,说明某一医院或科室的总产出越高。以 A 医院为例,2017～2019 总权重数不断升高,产出不断增长。A 医院 2017～2019 年总权重见图 9-5。

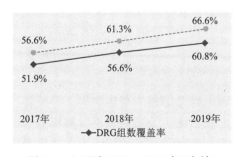

图 9-4　A 医院 2017～2019 年(有效)
　　　　DRG 组数覆盖率

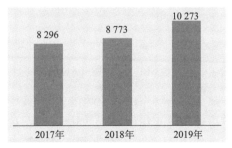

图 9-5　A 医院 2017～2019 年总权重

A医院的20个临床科室中,2019年医疗服务总权重前五名分别为神经内科、心血管内科、普通外科、儿科和肿瘤科,五科室产出合计约占全院的50%;产出最低的眼科、中医科总权重均不到100。A医院2019年各科室权重排名见图9-6。

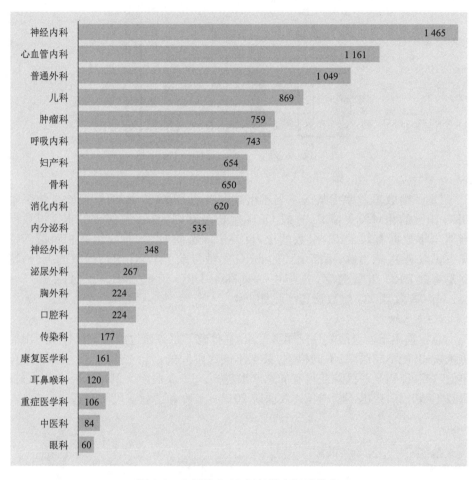

图 9-6　A医院2019年各科室权重排名

当某一病组的权重超过2时,其相应病例可考虑视为疑难病例。分析各权重段病例分布情况,可了解医院对疑难病例救治能力及不同权重段病例分布情况。如2017~2019年期间,A医院RW≥1的病例虽逐年攀升,但占比仍低于当地平均水平,特别是RW≥2的病例占比仅1.8%,有较大提升空间。A医院2017~2019年权重分布情况见图9-7。

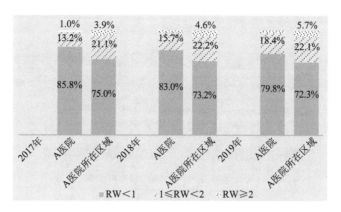

图 9-7　A 医院 2017～2019 年权重分布情况

从科室来看,RW≥2 的病例主要分布在普通外科、神经外科、骨科与胸外科。A 医院 2019 年各科室 RW≥2 病例分布情况见图 9-8。

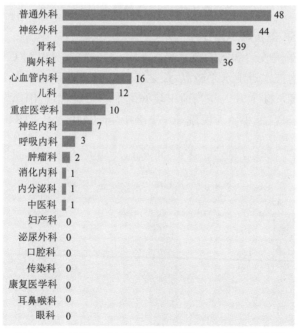

图 9-8　A 医院 2019 年各科室 RW≥2 病例分布情况

每医师负担总权重用于衡量、比较所有医生的总产出。我们取 A 医院 2019 年总权重前十的医生作为示例(当年平均每医师权重为 79),A 医院 2019

年总权重前十名医师见图 9-9。

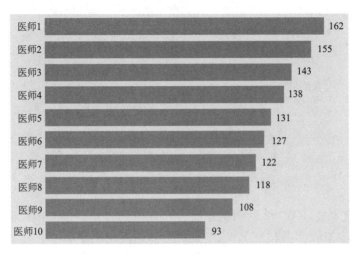

图 9-9　A 医院 2019 年总权重前十名医师

（四）病例组合指数（CMI）

CMI 反映医院收治病例的技术难度水平，某医院或某学科 CMI 值越大，说明治疗疾病的平均技术难度水平越高，反之越低。以 A 医院为例，CMI 逐年上升，表明治疗疾病难度不断上升。与当地出院病例平均疑难程度相比，该医院仍存在一定差距，但差距正在缩小。A 医院 2017～2019 年 CMI 情况见图 9-10。

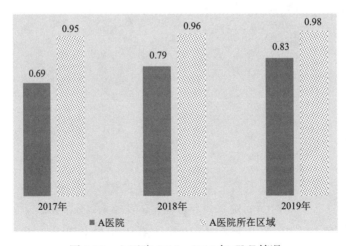

图 9-10　A 医院 2017～2019 年 CMI 情况

对 A 医院 2019 年各临床科室 CMI 进行排序,发现仅有重症医学科、神经外科、胸外科、吸吸内科四科室超过 1,其余 16 个科室均低于 1。A 医院 2019 年各科室 CMI 见图 9-11。

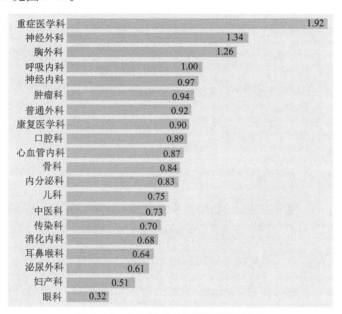

图 9-11　A 医院 2019 年各科室 CMI

二、效率

(一)费用消耗指数、时间消耗指数

费用消耗指数代表治疗同类疾病所花费的费用,治疗某类疾病的次均费用越高,意味着费用消耗指数越高,反之越低。时间消耗指数代表治疗同类疾病所花费的时间,治疗某类疾病的平均住院日越长,意味着时间消耗指数越高,反之越低。当两指数高于 1 时,需要引起关注并分析原因,进而提高服务效率。A 医院 2017~2019 年次均费用和平均住院日见表 9-3。

表 9-3　A 医院 2017~2019 年次均费用和平均住院日

年份	次均费用/元	平均住院日/天
2017 年	9 729	9.9
2018 年	10 130	9.6
2019 年	10 702	9.0

基于 DRG 来看 A 医院效率,时间消耗指数、费用消耗指数双双下降,表明运行效率在稳步提高,但仍处于低费用、长住院日的错位状态,尤其是时间消耗指数显著高于标杆的 1。A 医院 2017~2019 年效率情况见图 9-12。

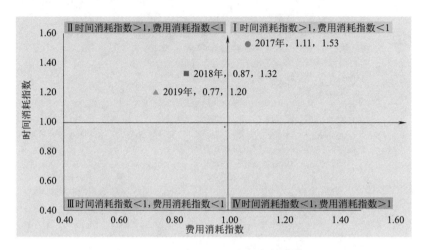

图 9-12　A 医院 2017~2019 年效率情况

我们将 A 医院与所在区域比较,其费用消耗指数优于当地,时间消耗指数劣于当地。A 医院 2019 年效率情况见图 9-13。

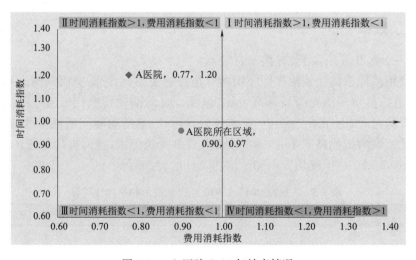

图 9-13　A 医院 2019 年效率情况

2019年,A医院有13个科室时间消耗指数高于1,有两个科室的费用消耗指数高于1,其中,重症医学科两科、肿瘤科两科室效率最差,位于高费用、长住院日的第一象限,需重点关注并加以改善。A医院2019年各科室效率见图9-14。

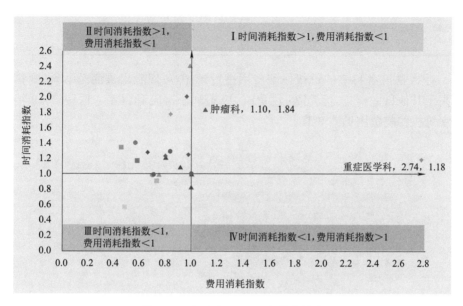

图9-14　A医院2019年各科室效率

（二）药品消耗指数、耗材消耗指数

同理,通过费用消耗指数可衍生出药品消耗指数、耗材消耗指数,以评价药品费用、耗材费用的合理性。

（三）每权重住院费用、每权重住院天数

根据广东省卫生健康委政务服务中心发布的《BJ-DRGs分组方法及基于BJ-DRGs的住院医疗服务绩效评价相关指标说明》:每权重住院费用于评价医院绩效评价时,可直观反映标化后的资源消耗情况或成本;在DRG付费下,某区域医保基金的每权重住院费用称为费率,即付费标准。此时,医保费率与某医院的每权重费用之差则为医院结余或亏损。

每权重住院天数则直观反映标化后的时间消耗情况,数值越高意味效率越低,反之效率越高。A医院2017～2019年每权重住院费用、每权重住院天数见表9-4。

表 9-4　A 医院 2017～2019 年每权重住院费用、每权重住院天数

年份	每权重住院费用/元	每权重住院天数/天
2017	14 081	14.3
2018	12 895	12.3
2019	12 949	10.9

对 A 医院各科室的每权住院费用进行排序,可以看出重症医学科、眼科显著高于其他科室,在实行 DRG 付费时,极不利于医院和科室。医院 2019 年各科室每权住院费用见图 9-15。

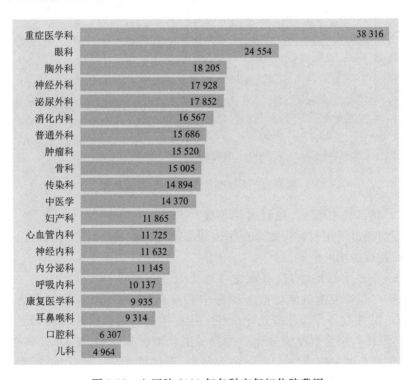

图 9-15　A 医院 2019 年各科室每权住院费用

对 A 医院各科室的每权住院天数进行排序,可以看出中医科、传染科显著高于其他科室。可结合时间消耗指数进行综合分析。A 医院 2019 年各科室每权住院费用见图 9-16。

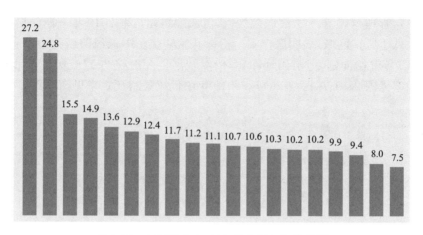

图 9-16　A 医院 2019 年各科室每权住院费用

（四）每医师权重、每床日权重

每医师权重反映平均每位医师的产能，用以评价医师效率。值越高，说明医师效率越高，反之越低。以 A 医院为例，2017～2019 年每医师权重呈上升态势，代表医师效率正在不断提升。A 医院 2017～2019 年每医师权重见图 9-17。

每床日权重反映平均每张床每天标化后的产出，用以评价床位运行效率。值越高，说明单张床位日均产出越高，反之越低。例如，2017～2019 年期间，A 医院每床日权重呈上升趋势，说明床位效率正在不断提高。A 医院 2017～2019 年每床日权重见图 9-18。

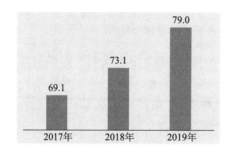

图 9-17　A 医院 2017～2019 年每医师权重

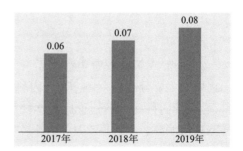

图 9-18　A 医院 2017～2019 年每床日权重

三、安全

低风险组死亡率、中低风险组死亡率用于评价医疗安全。值越低，说明临床或医疗管理越规范。以 A 医院为例,低风险组死亡率 2019 年开始明显下降,且首次低于所在区域,表明医疗安全指标开始转优。中低风险组死亡率趋势相同,2019 年开始向好,但与当地相比,依然较高。A 医院 2017~2019 年低风险组死亡率见图 9-19、A 医院 2017~2019 年中低风险组死亡率见图 9-20。

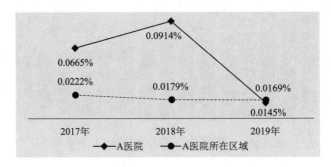

图 9-19　A 医院 2017~2019 年低风险组死亡率

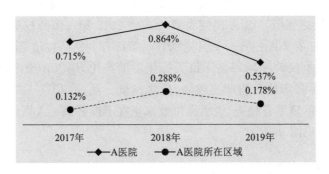

图 9-20　A 医院 2017~2019 年中低风险组死亡率

2019 年 A 医院仅有重症医学科发生一例低风险组死亡病例。中低风险组死亡病例主要分布在骨科、呼吸内科、内分泌科、普通外科、神经内科、消化内科、心血管内科、肿瘤科、重症医学科等九个科室,特别是重症医学科、肿瘤科两科室数值偏高。A 医院 2019 年各科室安全情况见表 9-5。

表 9-5　A 医院 2019 年各科室安全情况

科室	低风险组 死亡例数	低风险组 死亡率(%)	中低风险 组死亡例数	中低风险 组死亡率(%)
传染科	0	0.00	0	0.00

续表

科室	低风险组死亡例数	低风险组死亡率(%)	中低风险组死亡例数	中低风险组亡率(%)
儿科	0	0.00	0	0.00
耳鼻喉科	0	0.00	0	0.00
妇产科	0	0.00	0	0.00
骨科	0	0.00	1	0.70
呼吸内科	0	0.00	3	0.92
康复医学科	0	0.00	0	0.00
口腔科	0	0.00	0	0.00
泌尿外科	0	0.00	0	0.00
内分泌科	0	0.00	1	0.37
普通外科	0	0.00	1	0.42
神经内科	0	0.00	1	0.92
神经外科	0	0.00	0	0.00
消化内科	0	0.00	1	0.91
心血管内科	0	0.00	1	0.15
胸外科	0	0.00	0	0.00
眼科	0	0.00	0	0.00
中医科	0	0.00	0	0.00
肿瘤科	0	0.00	8	4.97
重症医学科	1	33.33	1	16.67

四、科室综合排名

上述指标分别从能力、效率、安全三维度对医院或科室进行了评价,不同医院或科室在不同维度的表现通常各有优劣,为全面、客观对医院各科室进行综合评价,可分别对产能、效率、安全进行评分,进而得出医院或科室的住院服务绩效综合分值。根据广东省卫生健康委政务服务中心发布的《BJ-DRGs 分组方法及基于 BJ-DRGs 的住院医疗服务绩效评价相关指标说明》,目前采用以下方式对医院或科室进行评分。

（一）产能得分

$$产能得分 = 诊疗范围分数 \times 技术难度分数$$

$$诊疗范围分数 = \frac{某医院（科室）的\,DRG\,组数}{各医院（科室）DRG\,组数的平均值}$$

$$技术难度分数 = \frac{某医院（科室）的\,CMI\,值}{各医院（科室）CMI\,值的平均值}$$

（二）效率得分

$$效率得分 = \frac{1}{费用消耗指数} \times \frac{1}{时间消耗指数}$$

（三）安全得分

$$质量得分 = 低风险死亡分数 \times 中低风险死亡分数$$

低风险死亡分数：低风险组死亡率＝0，赋值9%～10%；0＜低风险组死亡率＜0.05%，赋值90%；0.05%≤低风险组死亡率＜0.1%，赋值80%；如此类推。

中低风险死亡分数：中低风险死亡率＝0，赋值9%～10%；0＜中低风险组死亡率＜0.2%，赋值90%；0.2%≤中低风险组死亡率＜0.5%，赋值80%；如此类推。

（四）综合得分

$$总分 = （产能得分 \times 80\% + 效率得分 \times 20\%）\times 质量得分$$

根据上述方法对A医院2019年各科室住院服务绩效综合分值，可直观地了解到各科综合得分与排名。2019年A医院各科室住院服务绩效综合分值见表9-6。

表9-6　2019年A医院各科室住院服务绩效综合分值

科室名称	产能得分	效率得分	安全得分	综合得分	排名
普通外科	3.08	1.02	0.80	2.13	1
胸外科	1.43	0.93	1.00	1.33	2
神经外科	1.32	1.21	1.00	1.30	3
心血管内科	1.43	1.43	0.90	1.29	4
内分泌科	1.57	1.35	0.80	1.22	5
神经内科	1.28	1.51	0.90	1.19	6
骨科	1.75	1.19	0.70	1.15	7

科室名称	产能得分	效率得分	安全得分	综合得分	排名
呼吸内科	1.56	1.46	0.60	0.93	8
口腔科	0.24	3.62	1.00	0.91	9
儿科	0.67	1.63	1.00	0.86	10
泌尿外科	0.75	1.00	1.00	0.80	11
康复医学科	0.54	1.26	1.00	0.69	12
消化内科	1.06	0.82	0.60	0.61	13
耳鼻喉科	0.39	1.47	1.00	0.60	14
妇产科	0.46	1.03	1.00	0.58	15
中医科	0.51	0.42	1.00	0.49	16
传染科	0.43	0.52	1.00	0.45	17
眼科	0.06	0.67	1.00	0.18	18
肿瘤科	1.69	0.49	0.10	0.15	19
重症医学科	1.63	0.31	0.00	0.00	20

五、扩展

DRG绩效评价除能够单独作为管理工具对医院住院服务进行绩效评价外，还可作为医院或科室制定发展规划的参考依据及评价工具，结合医院或科室的定位与规划，将DRG指标纳入考核。例如，某医院定位为大型手术中心，可考虑将CMI作为其中目标值之一；若民营医院拟通过精细化管理降低成本以吸引患者，则可在保证服务质量的前提下，重点关注服务效率指标。

第二节　DRG在医院费用控制中的应用

DRG在医院费用控制中的应用分析思路见图9-21。

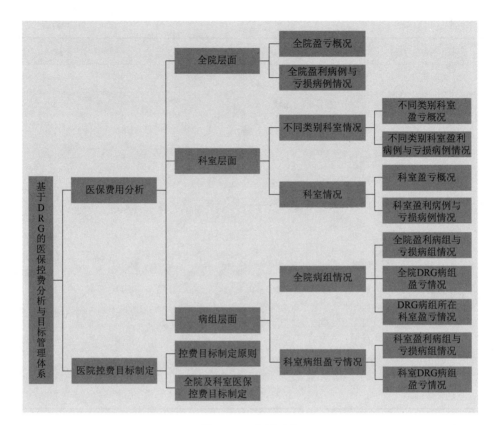

图 9-21　分析思路

一、医保费用分析

（一）全院盈亏分析

1.全院盈亏概况

实际费用:指医保患者实际花费金额。

实际各类费用:指医保患者医疗、护理、管理、医技、药品、耗材等六类费用。

（模拟）支付费用:指按照（模拟）医保费率计算的（模拟）医保支付费用。

$$（模拟）费率 = \frac{当年预测住院总费用}{预测\, DRG\, 总权重}$$

某 DRG 组的（模拟）支付费用 ＝（模拟）费率 × 该 DRG 组权重

（模拟）支付各类费用:指将（模拟）支付费用按照当地标杆费用的各类费用占比计算的各类费用值。

盈利金额:指实际费用低于(模拟)支付费用的金额,即结余留用部分。

亏损金额:指实际费用高于(模拟)支付费用的金额,即超支自担部分。

通过对实际费用与(模拟)支付费用进行对比,可以看出在 DRG 医保支付方式下全院医保盈亏情况。以 A 医院医保患者为例,从实际费用与(模拟)支付费用的对比情况来看,医院总体处于盈利状态。从各类费用的盈亏状态来看,亏损的有医疗费用、医技费用、药品费用,尤其是医技费用亏损较多,盈利的有护理费用、管理费用、耗材费用。提示需进一步关注各类医技检查的合理性及必要性。全院实际费用与(模拟)支付费用对比见表 9-7。

表 9-7　全院实际费用与(模拟)支付费用对比

单位:万元

费用类型	总费用	医疗费用	护理费用	管理费用	医技费用	药品费用	耗材费用
实际费用	5 020.50	916.26	138.54	317.63	1 533.44	1 609.98	504.65
(模拟)支付费用	5 288.25	880.58	204.00	519.86	1 253.42	1 593.14	837.24
盈亏金额	267.75	−35.69	65.46	202.24	−280.01	−16.85	332.60

2.全院盈利病例与亏损病例情况

盈利病例:指按照 DRG 医保付费,实际费用低于(模拟)支付费用的病例。

亏损病例:指按照 DRG 医保付费,实际费用低于(模拟)支付费用的病例。

通过医院盈利病例与亏损病例的情况分析,可以了解医院盈利病例与亏损病例分布情况及盈利病例与亏损病例的各类费用盈亏情况。以 A 医院为例,全院亏损病例数为 2559,占比为 37.21%,亏损金额共计 1 020.42 万元;盈利病例数为 4319,占比为 62.79%,盈利金额共计 1 288.17 万元。从全院各类费用盈亏情况来看,亏损病例中医疗费、护理费、管理费、医技费、药品费均有不同程度的亏损,仅耗材费用盈利。盈利病例中六类费用均实现了盈利。全院盈利病例与亏损病例盈亏金额对比见表 9-8。

表 9-8　全院盈利病例与亏损病例盈亏金额对比

单位:万元

盈亏	病例数	盈亏金额	医疗费用盈亏金额	护理费用盈亏金额	管理费用盈亏金额	医技费用盈亏金额	药品费用盈亏金额	耗材费用盈亏金额
亏损病例	2 559	−1 020.42	−358.86	−13.00	−3.41	−294.27	−368.22	17.34
盈利病例	4 319	1 288.17	323.18	78.46	205.65	14.26	351.37	315.26
合计	6 878	267.75	−35.69	65.46	202.24	−280.01	−16.85	332.60

（二）科室盈亏分析

1. 不同类别科室情况

（1）不同类别科室盈亏概况：将全院临床科室划分为四类，即外科类（主要指手术操作类科室）、内科类（主要指采用保守疗法类科室）、急重类（主要指急诊重症类平台科室）、妇儿类（主要指妇产儿科类科室）。

通过不同类别科室盈亏情况分析，可以找出医院需重点关注的科室类别。以 A 医院为例，四个类别科室中，仅内科类科室实现了盈利，外科类、急重类、妇儿类科室均有不同程度的亏损，尤其以外科类科室亏损程度最大，亏损额达147.00 万元。不同类别科室实际费用与（模拟）支付费用对比见表 9-9。

表 9-9 不同类别科室实际费用与（模拟）支付费用对比

单位：万元

科室分类	费用类型	总费用	医疗费用	护理费用	管理费用	医技费用	药品费用	耗材费用
妇儿	实际费用	129.95	55.47	5.67	6.34	20.34	15.82	26.30
	（模拟）支付费用	106.35	35.66	5.54	11.40	13.93	19.26	20.55
	盈亏金额	−23.61	−19.80	−0.13	5.06	−6.42	3.44	−5.74
急重	实际费用	61.87	14.36	5.48	3.94	11.97	18.86	7.26
	（模拟）支付费用	36.92	4.85	1.83	5.13	7.42	12.48	5.21
	盈亏金额	−24.95	−9.51	−3.65	1.19	−4.54	−6.39	−2.04
内科	实际费用	3 232.36	415.38	96.51	227.28	1 092.53	1 192.27	208.40
	（模拟）支付费用	3 695.67	580.82	152.68	397.03	992.06	1 181.69	391.39
	盈亏金额	463.31	165.44	56.17	169.75	−100.47	−10.58	182.99
外科	实际费用	1 596.31	431.06	30.87	80.06	408.60	383.02	262.70
	（模拟）支付费用	1 449.31	259.24	43.95	106.30	240.02	379.70	420.10
	盈亏金额	−147.00	−171.81	13.08	26.23	−168.58	−3.32	157.39

（2）不同类别科室盈利病例与亏损病例情况：通过不同类别科室盈利病例与亏损病例的情况分析，可以了解不同类别科室盈利病例与亏损病例分布情况及盈利病例与亏损病例的各类费用盈亏情况。以 A 医院为例，妇儿类和急重类

科室的亏损病例数多于盈利病例数,内科和外科类科室盈利病例数大于亏损病例数。从各类科室盈利病例与亏损病例的各类费用盈亏状况来看,亏损病例各类费用基本都是处于亏损状态,盈利病例各类费用基本都处于盈利状态。不同类别科室盈利病例与亏损病例盈亏金额对比见表9-10。

表9-10　不同类别科室盈利病例与亏损病例盈亏金额对比

单位:万元

科室类别	是否盈亏	病例数	盈亏金额	医疗费用 盈亏金额	护理费用 盈亏金额	管理费用 盈亏金额	医技费用 盈亏金额	药品费用 盈亏金额	耗材费用 盈亏金额
	亏损病例	139	−37.67	−20.46	−0.44	1.16	−9.31	−0.06	−8.56
妇儿	盈利病例	93	14.06	0.66	0.31	3.90	2.90	3.50	2.82
	合计	232	−23.61	−19.80	−0.13	5.06	−6.42	3.44	−5.74
	亏损病例	19	−26.94	−9.72	−3.57	0.85	−4.23	−7.14	−3.12
急重	盈利病例	6	1.98	0.21	−0.08	0.34	−0.32	0.75	1.08
	合计	25	−24.95	−9.51	−3.65	1.19	−4.54	−6.39	−2.04
	亏损病例	1 463	−492.40	−94.94	−4.98	3.06	−140.53	−259.03	4.02
内科	盈利病例	3 163	955.71	260.38	61.15	166.70	40.06	248.46	178.97
	合计	4 626	463.31	165.44	56.17	169.75	−100.47	−10.58	182.99
	亏损病例	938	−463.41	−233.74	−4.00	−8.48	−140.20	−101.98	25.00
外科	盈利病例	1 057	316.41	61.93	17.08	34.72	−28.38	98.67	132.39
	合计	1 995	−147.00	−171.81	13.08	26.23	−168.58	−3.32	157.39

2.科室情况

(1)科室盈亏概况

1)科室实际总费用与(模拟)支付总费用对比:通过对科室实际总费用与(模拟)支付总费用进行对比分析,可以了解医院各科室盈亏的基本情况,为发现重点管控科室进而以绩效手段引导科室改进提供参考依据。以A医院为例,全院共有13个科室亏损,亏损金额最大的科室为消化内科;10个盈利科室中,盈利金额最大的科室为神经内科。科室实际总费用与(模拟)支付总费用对比见表9-11。

表 9-11　科室实际总费用与(模拟)支付总费用对比

单位:万元

科室名称	病例数	总权重	实际总费用	(模拟)支付费用	盈亏金额
神经内科	1 040	801.83	724.82	900.95	176.13
心血管内科	994	674.36	621.79	757.72	135.94
呼吸内科	546	452.91	384.93	508.90	123.98
内分泌科	518	338.90	304.09	380.80	76.71
耳鼻喉科	135	65.33	53.42	73.40	19.98
口腔科	144	77.42	67.58	86.99	19.41
康复医学科	127	88.54	86.04	99.48	13.44
产科	87	41.11	39.82	46.19	6.37
中医科	113	65.53	72.04	73.63	1.59
儿科	1	0.72	0.39	0.81	0.42
肛肠科	12	6.43	7.38	7.22	−0.16
生殖医学中心	47	17.94	24.02	20.15	−3.86
肿瘤科	616	500.14	566.60	561.96	−4.64
神经外科	73	89.58	105.49	100.66	−4.83
胸外科	229	178.39	212.18	200.45	−11.74
普通外科	488	353.06	413.13	396.70	−16.42
重症医学科	25	32.86	61.87	36.92	−24.95
骨科	279	195.29	244.87	219.43	−25.44
妇科	97	34.88	65.72	39.19	−26.53
肝胆外科	180	133.80	185.80	150.34	−35.46
泌尿外科	278	146.38	206.61	164.47	−42.14
眼科	177	44.18	99.84	49.65	−50.19
消化内科	672	366.88	472.06	412.23	−59.83
总计	6 878	4 706.46	5 020.50	5 288.25	267.75

2)实际各类费用与(模拟)支付总各类费用对比:通过对科室实际各类费用与(模拟)支付各类费用进行对比分析,可以了解科室内各类费用的盈亏情况,为发现科室管控要点提供依据。以 A 医院消化内科为例,该科室主要是由医技费用、药品费用超支导致的亏损,因此下一步需主要对这两类费用进行管控,尤其是在药品零加成的情况下,需对药品合理使用情况进行重点关注。科室实际各类费用与(模拟)支付各类费用对比见表 9-12。

表 9-12　科室实际各类费用与(模拟)支付各类费用对比

单位:万元

科室名称	费用类型	总费用	医疗费用	护理费用	管理费用	医技费用	药品费用	耗材费用
消化内科	实际费用	472.06	48.13	9.73	28.28	183.15	148.25	54.51
	(模拟)支付费用	412.23	65.95	15.45	34.34	115.66	111.36	69.48
	盈亏金额	−59.83	17.82	5.72	6.05	−67.50	−36.90	14.97

(2)科室盈亏病例与亏损病例情况

1)科室盈利病例与亏损病例整体盈亏对比:通过科室盈利病例与亏损病例的情况分析,可以了解科室盈利病例与亏损病例分布情况。以 A 医院为例,眼科亏损病例数占比最高达 92.66%,耳鼻喉科盈利病例数占比最高达 82.96%(儿科病例数较少,可忽略不计)。科室盈利病例与亏损病例盈亏金额对比见表 9-13。

表 9-13　科室盈利病例与亏损病例盈亏金额对比

单位:万元

科室名称	亏损病例数	亏损金额	盈利病例数	盈利金额	病例数合计	盈亏金额合计
神经内科	226	−81.82	651	257.94	1040	176.13
心血管内科	222	−83.64	618	219.58	994	135.94
呼吸内科	129	−50.54	334	174.51	546	123.98
内分泌科	105	−19.87	330	96.58	518	76.71
耳鼻喉科	23	−2.67	90	22.65	135	19.98
口腔科	56	−6.58	70	25.98	144	19.41
康复医学科	34	−14.42	74	27.86	127	13.44
产科	29	−3.96	46	10.33	87	6.37

续表

科室名称	亏损病例数	亏损金额	盈利病例数	盈利金额	病例数合计	盈亏金额合计
中医科	62	−12.31	41	13.90	113	1.59
儿科	0	0.00	1	0.42	1	0.42
肛肠科	7	−0.97	4	0.81	12	−0.16
生殖医学中心	29	−5.83	14	1.97	47	−3.86
肿瘤科	303	−124.77	250	120.13	616	−4.64
神经外科	25	−25.83	38	21.00	73	−4.83
胸外科	52	−66.21	142	54.46	229	−11.74
普通外科	237	−119.94	201	103.52	488	−16.42
重症医学科	19	−26.94	5	1.98	25	−24.95
骨科	121	−64.27	126	38.83	279	−25.44
妇科	81	−27.87	13	1.35	97	−26.53
肝胆外科	80	−60.92	80	25.46	180	−35.46
泌尿外科	173	−62.92	84	20.78	278	−42.14
眼科	164	−53.10	10	2.91	177	−50.19
消化内科	382	−105.04	232	45.21	672	−59.83
总计	2 559	−1 020.42	3 455	1 288.17	6 878	267.75

2)科室盈利病例与亏损病例各类费用盈亏对比:通过科室盈利病例与亏损病例各类费用的盈亏金额对比分析,可以指导科室对亏损病例寻找费用管控点。以 A 医院消化内科为例,该科室亏损病例中除医疗费、护理费和耗材费用略有盈余外,其他各类别费用均有不同程度的亏损,尤其是医技费用和药品费用亏损金额较大。盈利病例中除医技费用外,其他类别费用均实现了盈利。因此,不管对于亏损病例,还是盈利病例,医技费用均应重点关注,减少不合理检查处方。科室盈利病例与亏损病例各类费用盈亏金额对比见表 9-14。

表9-14　科室盈利病例与亏损病例各类费用盈亏金额对比

单位:万元

科室名称	是否盈亏	病例数	盈亏金额	医疗费用盈亏金额	护理费用盈亏金额	管理费用盈亏金额	医技费用盈亏金额	药品费用盈亏金额	耗材费用盈亏金额
	亏损病例	382	−105.04	1.87	1.39	−1.10	−62.86	−44.75	0.40
消化内科	盈利病例	290	45.21	15.95	4.33	7.14	−4.64	7.86	14.57
	合计	672	−59.83	17.82	5.72	6.06	−67.50	−36.90	14.97

(三)病组盈亏分析

1.全院病组情况

(1)全院盈利病组与亏损病组情况:通过对全院盈利病组与亏损病组情况分析,可以了解医院盈利病组与亏损病组的分布情况,并对各类费用盈亏情况进行分析,对病组管控要点,尤其是亏损病组提供指导方向。以 A 医院为例,盈利病组共215组,占比为53.48%,亏损病组187组,占比为46.52%。亏损病组中,医疗费用、医技费用、药品费用亏损较大,与亏损病例的结构基本一致。全院盈利病组与亏损病组盈亏金额对比见表9-15。

表9-15　全院盈利病组与亏损病组盈亏金额对比

单位:万元

盈亏类型	组数	病例数	盈亏金额	医疗费用盈亏金额	护理费用盈亏金额	管理费用盈亏金额	医技费用盈亏金额	药品费用盈亏金额	耗材费用盈亏金额
盈利病组	215	4 396	936.98	241.06	68.66	207.74	−28.53	191.13	256.92
亏损病组	187	2 482	−669.23	−276.75	−3.20	−5.50	−251.48	−207.98	75.67
合计	402	6 878	267.75	−35.69	65.46	202.24	−280.01	−16.85	332.60

(2)全院 DRG 病组盈亏情况:通过对全院 DRG 病组盈亏情况的分析,可以了解病组超支情况,对发现、管理重点关注病组提供依据。以 A 医院为例,选取亏损金额排名前三的病组作为重点关注病组并进行分析,亏损金额最大的"CB39 晶状体手术"主要亏损在了医疗费用,"EB15 胸部大手术,不伴重要并发症与合并症"在医疗费用、医技费用和药品费用均有相对较大的亏损,"RU14 恶性增生性疾病的支持性治疗(住院时间<7 天)"主要是由于医技费

用和药品费用导致的亏损。针对以上三病组的主要亏损费用类别，下一步需进一步分析其合理性，并指导改进。DRG 病组实际费用与（模拟）支付费用对比见表 9-16。

表 9-16　DRG 病组实际费用与（模拟）支付费用对比

单位：万元

DRG代码	DRG中文名称	费用类型	总费用	医疗费用	护理费用	管理费用	医技费用	药品费用	耗材费用
CB39	晶状体手术	实际费用	91.15	57.66	0.62	2.60	7.02	2.42	20.83
		（模拟）支付费用	39.26	9.71	0.34	0.78	0.89	1.97	25.59
		盈亏金额	−51.89	−47.95	−0.29	−1.82	−6.13	−0.46	4.76
EB15	胸部大手术,不伴重要并发症与合并症	实际费用	88.66	21.66	1.38	3.02	19.58	17.44	25.58
		（模拟）支付费用	43.90	5.92	0.53	1.55	4.45	6.23	25.22
		盈亏金额	−44.76	−15.74	−0.84	−1.46	−15.14	−11.21	−0.36
RU14	恶性增生性疾病的支持性治疗（住院时间<7 天）	实际费用	89.39	2.93	1.62	4.80	23.98	53.99	2.08
		（模拟）支付费用	52.74	3.68	1.11	2.98	9.90	31.83	3.24
		盈亏金额	−36.65	0.76	−0.51	−1.82	−14.08	−22.16	1.16

（3）DRG 病组所在科室盈亏情况：通过分析比较重点关注病组在不同科室的盈亏分析情况，可以进一步找出需重点关注的科室。以 A 医院"RU14 恶性增生性疾病的支持性治疗（住院时间<7 天）"这一病组为例，该病组共有 4 个科室收治，其中肿瘤科收治病例数最多，且亏损金额最大；妇科和生殖医学中心室该病组实现了盈利。因此，通过对比分析同一病组在不同科室的盈亏差异，可以找出管理效益较高科室，结合临床路径管理，指导全院寻求费用最低、疗效最佳的治疗方法。DRG 病组所在科室盈亏金额见表 9-17。

表 9-17　DRG 病组所在科室盈亏金额

单位:万元

DRG 代码	DRG 中文名称	科室名称	病例数	盈亏金额	医疗费用盈亏金额	护理费用盈亏金额	管理费用盈亏金额	医技费用盈亏金额	药品费用盈亏金额	耗材费用盈亏金额
RU14	恶性增生性疾病的支持性治疗(住院时间＜7天)	生殖医学中心	1	0.02	−0.04	0.00	0.00	−0.01	0.08	−0.01
		妇科	5	0.03	−0.11	0.00	−0.02	−0.14	0.28	0.02
		普通外科	24	−0.87	0.18	−0.13	−0.34	−0.38	−0.05	−0.16
		肿瘤科	133	−35.82	0.73	−0.39	−1.45	−13.55	−22.46	1.30

2.科室病组情况

(1)科室盈利病组与亏损病组情况

1)科室盈利病组与亏损病组盈亏金额对比:通过对全院盈利病组与亏损病组情况分析,可以了解医院盈利病组与亏损病组的分布情况。以 A 医院为例,亏损组数占科室覆盖组数比例最大的科室为重症医学科,达 73.33%,说明重症医学科有相对较多的病组处于亏损状态。盈利组数占科室覆盖组数比例最大的科室为产科,达 85.71%,说明产科大部分病组处于盈利状态。科室盈利病组与亏损病组盈亏金额对比见表 9-18。

表 9-18　科室盈利病组与亏损病组盈亏金额对比

单位:万元

科室名称	亏损组数	病例数	亏损金额	盈利组数	病例数	盈利金额	组数合计	病例数合计	盈亏金额
消化内科	29	597	−72.38	24	75	12.54	53	672	−59.83
眼科	4	170	−52.07	3	7	1.88	7	177	−50.19
泌尿外科	28	175	−55.86	22	103	13.73	50	278	−42.14
肝胆外科	29	84	−54.50	27	96	19.04	56	180	−35.46
妇科	10	88	−27.04	5	9	0.51	15	97	−26.53
骨科	27	114	−50.74	38	165	25.29	65	279	−25.44

续表

科室名称	亏损组数	病例数	亏损金额	盈利组数	病例数	盈利金额	组数合计	病例数合计	盈亏金额
重症医学科	11	17	−26.12	4	8	1.17	15	25	−24.95
普通外科	37	244	−111.88	47	244	95.46	84	488	−16.42
胸外科	12	43	−63.09	36	186	51.34	48	229	−11.74
神经外科	11	32	−20.12	15	41	15.29	26	73	−4.83
肿瘤科	31	294	−76.70	42	322	72.06	73	616	−4.64
生殖医学中心	10	27	−5.57	12	20	1.70	22	47	−3.86
肛肠科	1	8	−0.50	1	4	0.34	2	12	−0.16
儿科	0	0	0.00	1	1	0.42	1	1	0.42
中医科	14	71	−10.90	17	42	12.49	31	113	1.59
产科	1	7	−0.58	6	80	6.95	7	87	6.37
康复医学科	8	33	−9.21	16	94	22.65	24	127	13.44
口腔科	4	47	−5.10	5	97	24.51	9	144	19.41
耳鼻喉科	7	21	−1.98	17	114	21.95	24	135	19.98
内分泌科	16	26	−4.22	54	492	80.94	70	518	76.71
呼吸内科	14	64	−12.25	38	482	136.22	52	546	123.98
心血管内科	19	90	−54.86	47	904	190.80	66	994	135.94
神经内科	12	121	−33.47	29	919	209.60	41	1 040	176.13
总计	187	2 373	−749.13	215	4 505	1 016.89	402	6 878	267.75

2)科室盈利病组与亏损病组各类费用盈亏金额对比:通过对比科室盈利病组与亏损病组各类费用盈亏金额,可以发现盈利病组与亏损病组各类费用的盈亏情况,尤其是对亏损病组的费用管控要点提供指导方向。以 A 医院消化内科为例,亏损病组主要亏损类别为医技费用、药品费用;盈利病组除医技费用外,其他类的费用均实现了盈利,与该科室盈利病例与亏损病例各类费用盈亏趋势一致。科室盈利病组与亏损病组各类费用盈亏金额对比见表 9-19。

表 9-19　科室盈利病组与亏损病组各类费用盈亏金额对比

单位:万元

科室名称	是否盈利	组数	病例数	盈亏金额	医疗费用盈亏金额	护理费用盈亏金额	管理费用盈亏金额	医技费用盈亏金额	药品费用盈亏金额	耗材费用盈亏金额
	亏损病组	29	597	−72.38	14.00	4.10	3.06	−64.32	−40.46	11.25
消化内科	盈利病组	24	75	12.54	3.82	1.62	2.99	−3.18	3.56	3.73
	合计	53	672	−59.83	17.82	5.72	6.06	−67.50	−36.90	14.97

(2)科室 DRG 病组盈亏情况

1)科室 DRG 病组实际支付费用与(模拟)支付费用对比:通过对科室内 DRG 病组盈亏情况进行分析,可以了解科室内各个 DRG 病组盈亏的情况,对发现科室需要重点管控的 DRG 病组提供依据。以 A 医院消化内科为例,亏损金额最大的病组为"GJ15 消化系统其他手术,不伴并发症与合并症",亏损金额 22.48 万元。亏损病组病例数最多的为"GU15 食管炎、肠胃炎,不伴重要并发症与合并症",例均亏损金额最大的病组为"HK23 肝胆胰系统的治疗性操作,伴并发症与合并症"。通过分析科室内各个病组,挖掘亏损病例数较多与亏损金额较大的病组,作为重点关注病组,进行深入分析,指导科室改进。消化内科 DRG 病组实际支付费用与(模拟)支付费用对比见表 9-20。

表 9-20　消化内科 DRG 病组实际支付费用与(模拟)支付费用对比

DRG 代码	DRG 中文名称	盈亏类型	病例数	权重	实际总费用/万元	(模拟)支付费用/万元	盈亏金额/万元	例均盈亏金额/元
GJ15	消化系统其他手术,不伴并发症与合并症	亏损病组	68	50.32	67.71	45.23	−22.48	−3 305.70
GJ13	消化系统其他手术,伴并发症与合并症	亏损病组	60	70.2	79.70	63.10	−16.60	−2 766.70
GU15	食管炎、肠胃炎,不伴重要并发症与合并症	亏损病组	299	158.47	154.73	142.45	−12.28	−410.63
GS15	胃肠出血,不伴重要并发症与合并症	亏损病组	41	33.21	33.78	29.86	−3.92	−956.30
GZ15	消化系统其他疾患,不伴并发症与合并症	亏损病组	14	5.18	6.82	4.66	−2.16	−1 540.41

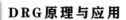
续表

DRG 代码	DRG 中文名称	盈亏类型	病例数	权重	实际总费用/万元	（模拟）支付费用/万元	盈亏金额/万元	例均盈亏金额/元
GT19	炎症性肠病	亏损病组	7	4.62	6.10	4.15	−1.94	−2 771.25
KZ13	内分泌代谢其他疾患,伴并发症与合并症	亏损病组	6	4.38	5.48	3.94	−1.54	−2 570.26
HK23	肝胆胰系统的治疗性操作,伴并发症与合并症	亏损病组	1	1.16	2.31	1.04	1.27	−12 729.20
GK25	结肠镜治疗操作,不伴并发症与合并症	亏损病组	2	0.82	1.97	0.74	−1.23	−6 157.57
GK35	胃镜治疗操作,不伴重要并发症与合并症	亏损病组	3	1.32	2.38	1.18	−1.20	−4 000.05
QS13	血象异常,伴并发症与合并症	亏损病组	3	1.62	2.37	1.46	−0.91	−3 050.02
GK23	结肠镜治疗操作,伴并发症与合并症	亏损病组	2	1.12	1.72	1.01	−0.71	−3 574.99
HV15	肝硬化,不伴重要并发症与合并症	亏损病组	3	2.25	2.67	2.02	−0.65	−2 159.99
EZ15	呼吸系统其他疾患,不伴并发症与合并症	亏损病组	1	0.41	0.96	0.37	−0.59	−5 925.48
GZ13	消化系统其他疾患,伴并发症与合并症	亏损病组	31	18.6	17.30	16.72	−0.58	−186.73
HR11	肝胆胰系统恶性肿瘤,伴重要并发症与合并症	亏损病组	1	1.32	1.76	1.18	−0.57	−5 705.76
GW15	消化道梗阻或腹痛,不伴并发症与合并症	亏损病组	1	0.47	0.95	0.42	−0.53	−5 277.98
HT25	急性胰腺炎,不伴重要并发症与合并症	亏损病组	10	8	7.67	7.19	−0.48	−482.46

DRG 代码	DRG 中文名称	盈亏 类型	病例数	权重	实际总费用/万元	（模拟）支付费用/万元	盈亏金额/万元	例均盈亏金额/元
GR11	消化系统恶性肿瘤,伴重要并发症与合并症	亏损病组	1	1.27	1.55	1.14	−0.41	−4 085.86
FR21	心力衰竭、休克,伴重要并发症与合并症	亏损病组	1	1.54	1.78	1.38	−0.39	−3 949.91
QS15	血象异常,不伴并发症与合并症	亏损病组	2	0.7	1.02	0.63	−0.38	−1 930.93
HU15	急性胆道疾患,不伴并发症与合并症	亏损病组	1	0.42	0.74	0.38	−0.35	−3 554.10
KZ11	内分泌代谢其他疾患,伴重要并发症与合并症	亏损病组	1	1.24	1.46	1.11	−0.34	−3 405.30
DT13	中耳炎及上呼吸道感染,伴并发症与合并症	亏损病组	1	0.6	0.78	0.54	−0.23	−2 356.18
EZ13	呼吸系统其他疾患,伴并发症与合并症	亏损病组	1	0.63	0.80	0.57	−0.23	−2 322.57
HZ15	肝脏其他疾患,不伴重要并发症与合并症	亏损病组	4	2.8	2.70	2.52	−0.18	−460.21
HV11	肝硬化,伴重要并发症与合并症	亏损病组	1	1.14	1.10	1.02	−0.07	−726.76
ST15	病毒性疾患,不伴并发症与合并症	亏损病组	1	1.01	0.98	0.90	−0.06	−660.14
GV29	无并发症的消化道溃疡	亏损病组	30	17.1	15.42	15.37	−0.06	−17.55
JV29	皮炎、湿疹	盈利病组	1	0.61	0.48	0.55	0.07	689.05
GW13	消化道梗阻或腹痛,伴并发症与合并症	盈利病组	1	0.89	0.69	0.80	0.11	1 155.66

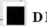 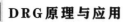

续表

DRG 代码	DRG 中文名称	盈亏类型	病例数	权重	实际总费用/万元	（模拟）支付费用/万元	盈亏金额/万元	例均盈亏金额/元
FR23	心力衰竭、休克，伴并发症与合并症	盈利病组	1	1.19	0.88	1.07	0.19	1 910.46
BX23	周围神经疾患，伴并发症与合并症	盈利病组	3	2.55	2.10	2.30	0.19	641.34
ES15	呼吸系统感染/炎症，不伴并发症与合并症	盈利病组	1	0.71	0.44	0.64	0.20	1 968.83
DS19	平衡失调及听觉障碍	盈利病组	1	0.59	0.33	0.53	0.20	1 985.09
FR27	心力衰竭、休克，住院时间<5天死亡或转院	盈利病组	1	0.47	0.22	0.42	0.20	2 008.02
BT25	神经系统的其他感染，不伴重要并发症与合并症	盈利病组	1	1.13	0.78	1.02	0.23	2 349.54
HK25	肝胆胰系统的治疗性操作，不伴并发症与合并症	盈利病组	3	2.55	2.06	2.30	0.24	799.02
LU13	泌尿系统感染，伴并发症与合并症	盈利病组	1	0.87	0.49	0.78	0.30	2 952.33
EC13	结核，手术室手术，伴并发症与合并症	盈利病组	1	1.21	0.78	1.09	0.30	3 073.94
BR23	脑缺血性疾病，伴并发症与合并症	盈利病组	2	1.9	1.39	1.70	0.31	1 574.05
HS15	重症病毒性肝炎、肝衰竭，不伴并发症与合并症	盈利病组	4	3.24	2.60	2.91	0.31	789.45
IT35	感染性关节病，不伴重要并发症与合并症	盈利病组	1	0.93	0.50	0.83	0.33	3 310.86
KU19	营养相关性疾病	盈利病组	1	1.34	0.81	1.21	0.39	3 934.14

续表

DRG 代码	DRG 中文名称	盈亏 类型	病 例 数	权重	实际 总费用 /万元	(模拟) 支付费用 /万元	盈亏金额 /万元	例均盈亏 金额/元
XS13	症状及体征,伴并发症与 合并症	盈利 病组	1	0.77	0.24	0.70	0.45	4 516.51
GR15	消化系统恶性肿瘤,不伴 重要并发症与合并症	盈利 病组	3	2.46	1.76	2.21	0.46	1 510.09
HU13	急性胆道疾患,伴并发症 与合并症	盈利 病组	4	3	2.15	2.70	0.54	1 365.80
BS23	非创伤性意识障碍,伴并 发症与合并症	盈利 病组	1	1.17	0.44	1.05	0.61	6 116.41
GB33	食管、胃、十二指肠其他 手术,伴并发症与合并症	盈利 病组	1	2.09	1.04	1.88	0.84	8 373.82
GX19	消化系统特殊疾病	盈利 病组	13	10.4	8.48	9.35	0.86	667.50
GS11	胃肠出血,伴重要并发症 与合并症	盈利 病组	4	5.44	3.39	4.89	1.50	3 738.81
GU11	食管炎、肠胃炎,伴重要 并发症与合并症	盈利 病组	19	13.49	10.57	12.13	1.56	820.13
ES13	呼吸系统感染/炎症,伴 并发症与合并症	盈利 病组	6	7.68	4.78	6.90	2.13	3 548.91

2)科室 DRG 病组实际各类费用与(模拟)支付各类费用对比

通过对比科室 DRG 病组实际各类费用与(模拟)支付各类费用,可以发现各类费用的盈亏情况,对未来改进方向提供建议。以 A 医院消化内科亏损金额排名前三的病组为例,"GJ15 消化系统其他手术,不伴并发症与合并症"这一病组主要亏损的费用类别为医技费用,"GJ13 消化系统其他手术,伴并发症与合并症"这一病组主要亏损的费用类别同为医技费用,"GU15 食管炎、肠胃炎,不伴重要并发症与合并症"这一病组主要亏损的费用类别为医技费用和药品费用。针对以上三病组的主要亏损费用类别,下一步需进一步分析其合理性,并指导改进。消化内科亏损排名前三病组实际各类费用与(模拟)支付各类费用对比见表 9-21。

表 9-21 消化内科亏损排名前三病组实际各类费用与(模拟)支付各类费用对比

单位:万元

DRG代码	DRG中文名称	费用类型	总费用	医疗费用	护理费用	管理费用	医技费用	药品费用	耗材费用
GJ15	消化系统其他手术,不伴并发症与合并症	实际费用	67.71	8.32	0.94	3.14	25.42	14.02	15.89
		(模拟)支付费用	45.23	8.38	0.94	2.04	6.30	9.65	17.94
		盈亏金额	−22.48	0.06	−0.01	−1.10	−19.12	−4.36	2.05
GJ13	消化系统其他手术,伴并发症与合并症	实际费用	79.70	8.64	1.18	3.69	28.86	18.34	19.00
		(模拟)支付费用	63.10	9.51	1.70	3.68	10.85	17.73	19.62
		盈亏金额	−16.60	0.87	0.52	−0.01	−18.01	−0.61	0.63
GU15	食管炎、肠胃炎,不伴重要并发症与合并症	实际费用	154.73	15.83	3.03	9.57	71.74	45.57	8.98
		(模拟)支付费用	142.45	26.07	5.82	12.63	54.42	30.63	12.87
		盈亏金额	−12.28	10.25	2.78	3.06	−17.33	−14.94	3.89

二、医保控费目标制定

(一)医保控费目标制定原则

基于以上对医院医保费用的各类分析,需要制定适合医院实际及特点的医保控费目标,以目标为导向、绩效为手段,通过实施合理的费用管控的措施,实现控费的目标。

医保控费目标应本着"自下而上、重点管控、分步实施"的原则制定。

自下而上:即通过制定科室内各个病组的费用管控目标,再由科室内病组控费汇总为科室控费目标,进而由科室控费目标汇总形成医院控费目标。

重点管控:即对科室内亏损病组进行管控,并就亏损病组内各类费用分别制定目标,即盈利类费用维持现状,亏损类费用按照医院的发展方向制定不同管控力度的目标,如药品耗材类费用管控力度可相对大一些。

分步实施:即费用管控无须一步到位达到医保费用支付水平以下,可结合医院发展现状,制定适合医院现阶段的管控目标与措施。管控目标示意见表9-22。

表9-22　管控目标示意

费用类别	医疗费用	护理费用	管理费用	医技费用	药品费用	耗材费用
控费比例*	10%	10%	10%	20%	30%	30%

注:＊控费比例指亏损病组的亏损费用类别中实际费用较(模拟)支付费用超支部分下调比例。

(二)全院及科室医保控费目标

按照医保控费目标制定原则,制定科室各病组控费目标,逐层向上汇总,确定科室和全院医保控费目标。

按照以上管控目标示意,确定A医院科室及医院费用管控目标见表9-23。

表9-23　A医院科室及医院费用管控目标

科室名称	实际例均费用/元	目标例均费用/元	下降比例(%)
重症医学科	24 747.86	22 641.13	−8.51
妇科	6 775.18	6 284.26	−7.25
眼科	5 640.67	5 260.26	−6.74
泌尿外科	7 431.82	6 950.18	−6.48
肝胆外科	10 322.19	9 667.62	−6.34
神经外科	14 450.24	13 554.62	−6.20
胸外科	9 265.75	8 724.83	−5.84
消化内科	7 024.78	6 640.91	−5.46
普通外科	8 465.69	8 006.38	−5.43
骨科	8 776.79	8 328.39	−5.11
生殖医学中心	5 110.18	4 860.22	−4.89

续表

科室名称	实际例均费用/元	目标例均费用/元	下降比例(%)
中医科	6 375.00	6 117.58	−4.04
肿瘤科	9 198.00	8 867.35	−3.59
肛肠科	6 155.59	6 003.77	−2.47
心血管内科	6 255.42	6 115.01	−2.24
康复医学科	6 774.92	6 627.58	−2.17
神经内科	6 969.44	6 851.21	−1.70
口腔科	4 693.38	4 615.46	−1.66
耳鼻喉科	3 957.43	3 913.80	−1.10
呼吸内科	7 049.93	6 972.40	−1.10
产科	4 577.50	4 548.79	−0.63
内分泌科	5 870.38	5 841.00	−0.50
儿科	3 912.07	3 912.07	0.00
全院	7 299.35	7 034.66	−3.63

第三节　DRG 在学科评价中的应用

DRG 在学科评价中的应用中的评价指标见图 9-22。各评估层面和维度详细评价指标如表 9-24 所示。

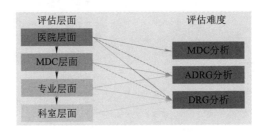

图 9-22　DRG 管理下临床专科评价维度

表 9-24　DRG 管理下临床专科评价指标

评价维度	评价内容
全院整体情况	统计描述：病例数、总权重数、总床日数、总费用、平均住院日、例均费用、低风险组死亡率
MDC 层面	
专业层面	对标评估：病例数构成、MDC、ADRG、DRG
科室层面	医院专病专治、医院同病同治、科室专病专治

一、全院整体情况分析

全院整体情况分析评价指标见图 9-23。

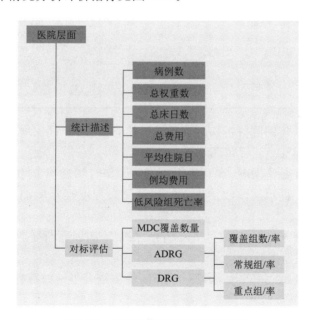

图 9-23　全院整体情况分析评价指标

（一）统计描述

1. 分析思路　计算全院整体的病例数、总权重数、总床日数、总费用、平均住院日、例均费用、低风险组死亡率等指标，分析同环比变化情况。病例数和总权重数代表产出情况，总床日数代表对床日资源的消耗，DRG 付费下费用代表成本，平均住院日、例均费用代表效率，低风险组死亡率意味着质量安全。

2. 示例 以 A 医院为例,就上述指标对 2017～2019 年数据进行分析,见表 9-25。

表 9-25　A 医院 2017～2019 年全院整体情况

指标	2017 年	2018 年	2019 年	2018 年同比 (%)	2019 年同比 (%)
病例数	27 088	27 203	29 662	0.42	9.04
总权重数	17 283.90	19 473.99	23 416.42	12.67	20.24
总床日数	226 907	229 047	234 238	0.94	2.27
总费用(万元)	3 856.87	4 169.77	4 613.23	8.11	10.64
平均住院日	8.38	8.42	7.90	0.52	−6.21
例均费用	1 423.83	1 532.83	1 555.27	7.66	1.46
低风险组死亡率 (%)	0.59	0.55	0.51	−6.63	−7.56

2017～2019 年医院分析病例数呈增加趋势,2018 年同比增长 0.42%,2019 年同比增长 9.04%。

从总权重数变化来看,2018 年同比有所上升,2019 年同比增速也明显快于病例数增速。提示医院收治患者的病种复杂程度逐年增加,收治能力有所增强。

从平均住院日变化来看,呈下降趋势,在收治病种逐渐复杂的前提下,提示医院服务效率明显提升。

从低风险组死亡率来看,虽逐年下降,仍需结合当地或标杆综合判断 A 医院所处水平是否合理。

(二)对标评估

1. 指标 ①重点组:病例数排名前 80% 的 ADRG/DRG 组。②重点组覆盖率:重点组数占标杆 ADRG 或 DRG 组数的比值。③常规组:病例数≥6 的病组。④常规组覆盖率:常规组数占标杆 ADRG 或 DRG 组数的比值。⑤非常规组:病例数<6 例的病组。

2. 示例分析 A 医院 MDC 覆盖情况、CMI,并从 ADRG、DRG 三层面计算组数、常规组数、重点组数情况,以及变化趋势,见表 9-26。

表 9-26　2017～2019 年全院整体对标评估

维度	指标	2017 年	2018 年	2019 年	2018 年同比增长(%)	2019 年同比增长(%)
MDC	覆盖 MDC	24	25	25	4.17	0.00
ADRG	ADRG 组数	176	289	321	64.20	11.07
	ADRG 常规组	145	215	246	48.28	14.42
	ADRG 重点组	41	64	70	56.10	9.38
	ADRG 组覆盖率(%)	42.41	69.64	77.35	27.23	7.71
	ADRG 组常规率(%)	34.94	51.81	59.28	16.87	7.47
	ADRG 组重点率(%)	9.88	15.42	16.87	5.54	1.45
DRG	DRG 组数	329	522	584	58.66	11.88
	DRG 常规组	233	327	369	40.34	12.84
	DRG 重点组	62	103	113	66.13	9.71
	DRG 组覆盖率(%)	40.92	64.93	72.64	24.00	7.71
	DRG 组常规率(%)	28.98	40.67	45.90	11.69	5.22
	DRG 组重点率(%)	7.71	12.81	14.05	5.10	1.24

　　MDC 在一定程度上反映了临床专业。2017～2018 年,全院缺失 2 个 MDC,分别为 MDCA 和 MDCP。2018～2019 年,全院缺失 1 个 MDC,为 MDCP,考虑 MDCA、MDCP 均不作为综合医院诊疗技能全面性评价标准,因此 A 医院所收治各系统疾病覆盖已相对全面。

　　从病种覆盖范围来看,ADRG 组覆盖率最高达 77.35%,DRG 组覆盖率最高达 72.64%。2017 年缺失 475 个 DRG 组,2018 年缺失 282 个 DRG 组,2019 年缺失 220 个 DRG 组。从缺失的 ADRG 组来看,2017～2019 年 94 个 ADRG 组有待突破。对于缺失病组,需根据病组的疾病谱及医院学科发展规划,资源配置情况,寻求现阶段突破点。

二、MDC 层面

　　MDC 层面评价指标见图 9-24。

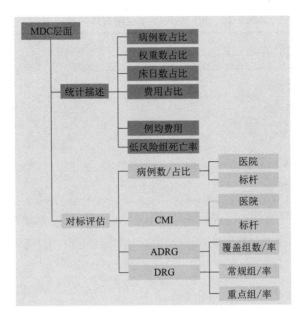

图 9-24　MDC 层面评价指标概览

（一）统计描述

分析思路：同全院整体的分析，重点关注各 MDC 的病例数占比、总权重数占比、总床日数占比、总费用占比，以及低风险组死亡率。以 A 医院 2019 年为例，共覆盖 25 个 MDC，缺失 1 个 MDC，为 MDCP（新生儿及其他围产期新生儿疾病）。病例数占比排名前五的 MDC 依次为 MDCD（头颈、耳、鼻、口、咽疾病及功能障碍）、MDCE（呼吸系统疾病及功能障碍）、MDCG（消化系统疾病及功能障碍）、MDCI（肌肉、骨骼疾病及功能障碍）、MDCO（妊娠、分娩及产褥期）（表 9-27）。

表 9-27　2019 年各 MDC 统计描述

MDC 编码	病例数占比（%）	总权重占比（%）	总床日占比（%）	总费用占比（%）	低风险组死亡率（%）
MDCA*	0.00	0.07	0.00	0.01	0.000 0
MDCB	5.76	7.30	8.30	7.04	0.000 0
MDCC	0.11	0.07	0.13	0.10	0.000 0
MDCD	7.98	6.06	5.50	3.52	0.850 0
MDCE	20.61	24.61	21.05	11.20	0.324 8

续表

MDC 编码	病例数 占比(%)	总权重 占比(%)	总床日 占比(%)	总费用 占比(%)	低风险组 死亡率(%)
MDCF	6.51	7.45	5.90	9.39	0.000 0
MDCG	13.09	12.50	11.50	13.48	0.000 0
MDCH	4.49	4.92	5.01	7.07	0.000 0
MDCI	7.36	8.47	10.55	10.50	0.011 3
MDCJ	2.52	1.73	2.29	2.07	0.000 0
MDCK	2.04	1.74	2.02	2.11	0.000 0
MDCL	3.64	3.38	3.86	4.56	0.001 1
MDCM	1.00	0.77	0.93	0.97	0.000 0
MDCN	2.40	1.62	2.71	3.33	0.000 0
MDCO	10.68	6.73	7.28	11.85	0.000 0
MDCP*	0.00	0.00	0.00	0.00	0.000 0
MDCQ	1.03	0.85	1.15	0.69	0.000 0
MDCR*	6.38	6.29	7.01	7.47	0.003 4
MDCS	1.82	2.88	1.42	0.74	0.001 2
MDCT*	0.16	0.21	0.12	0.04	0.000 0
MDCU*	0.00	0.01	0.00	0.00	0.000 0
MDCV	0.57	0.47	0.75	0.77	0.000 0
MDCW*	0.04	0.04	0.05	0.07	0.000 0
MDCX*	1.57	1.16	1.88	2.34	0.001 8
MDCY*	0.00	0.00	0.00	0.00	0.000 0
MDCZ	0.24	0.66	0.60	0.69	0.000 0

注:带 * 的 MDC 不作为综合医院诊疗技能全面性评价标准。

(二)对标评估

MDC 层面的对标部分,主要是指各 MDC 病例数和各 MDC 的 CMI 值的对标、各 MDC 包含的 ADRG 和 DRG 组数与标杆对比。其目的是将医院实际的各 MDC 病例数占比与地区平均水平做比较,确定各 MDC 组病源量,探索下一步提升空间;通过组数和 CMI 值的比较,找到医院的缺失学科、优势学科、基础学科。结合学科定位、人力资源与设备配置情况,为学科建设与发展提供依据。

1.病例数对标分析 通过对比某一医院与当地 MDC 的病例分布情况,可以评价该医院各 MDC 的市场占有率情况。若该医院某 MDC 病例数占比高于当地某 MDC 病例总数占比,则表明该医院此 MDC 相应学科的市场占有率较高。反之,则意味着相应学科市场占有率较低,需进一步分析资源投入情况及学科经营情况,挖掘发展潜能。

以 A 医院为例,仅考虑常规 MDC,通过图 9-25 可知,其 MDCB、MDCE、MDCD、MDCG、MDCH、MDCZ、MDCV 等 7 个 MDC 市场占有率相对较高。其 7 个 MDC 市场占有率较低,特别是 MDCC、MDCN、MDCI、MDCO、MDCF,与当地平均情况差距显著(图 9-25)。

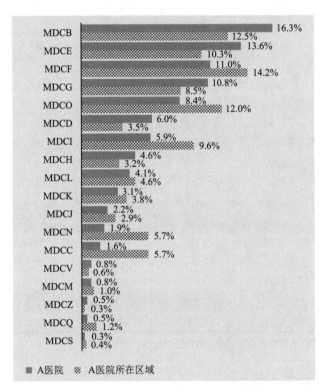

图 9-25　A 医院 MDC 市场占有率

2. CMI 对标分析　仍以 A 医院为例,2017～2019 年三年均涉及的 24 个 MDC 中,共有 15 个 MDC 连续两年实现 CMI 增长,提示全院大部分学科收治患者的复杂程度在增加,收治能力明显增强,只有 MDCR(骨髓增生疾病和功能障碍,低分化肿瘤)的 CMI 连续两年在下降。所有 MDC 的 CMI 值与标杆对比,均低于标杆值,仍有发展空间(表 9-28)。

表 9-28   2017～2019 年 A 医院各 MDC 的 CMI 变化情况

MDC	标杆	2017	2018	2019	2018 年同比(%)	2019 年同比(%)
MDCA*	8.79	—	16.10	16.10	—	0.00
MDCB	1.4	0.90	1.00	1.00	11.43	0.16
MDCC	0.37	0.35	0.44	0.52	24.55	19.22
MDCD	0.79	0.53	0.53	0.60	−0.67	13.22
MDCE	1.52	0.86	0.91	0.94	5.28	3.83
MDCF	1.54	0.75	0.76	0.90	1.58	18.37
MDCG	0.92	0.59	0.62	0.75	6.32	21.14
MDCH	1.19	0.66	0.76	0.86	14.97	14.43
MDCI	1.19	0.53	0.70	0.91	33.93	28.93
MDCJ	0.72	0.53	0.56	0.54	5.89	−2.37
MDCK	0.86	0.57	0.60	0.67	5.21	11.56
MDCL	0.91	0.52	0.68	0.73	31.01	8.10
MDCM	0.65	0.63	0.66	0.61	4.37	−6.96
MDCN	0.54	0.27	0.44	0.53	64.00	20.97
MDCO	0.46	0.36	0.41	0.50	13.37	21.01
MDCP*	1.34	—	—	—	—	—
MDCQ	0.82	0.56	0.55	0.65	−2.23	19.20
MDCR*	0.66	0.85	0.80	0.78	−6.25	−2.43
MDCS	1.51	1.12	1.19	1.25	6.13	4.39
MDCT*	1.66	1.06	1.03	1.06	−3.38	3.18
MDCU	1.74	1.65	1.70	1.65	2.83	−2.75
MDCV	0.82	0.52	0.64	0.66	24.35	1.89
MDCW*	1.87	0.52	0.61	0.93	17.60	51.61
MDCX*	0.97	0.60	0.68	0.59	13.20	−14.39
MDCY*	1.55	1.12	1.30	0.63	16.42	−51.54
MDCZ	2.57	1.28	1.75	2.17	36.75	24.11

注:带 * 的 MDC 不作为综合医院诊疗技能全面性评价标准。

3. ADRG 对标分析   MDC 的 ADRG 对标部分,主要是指各 MDC 包含的 ADRG 和 DRG 组数与标杆对比,找到医院各学科缺失的 ADRG 组,以便结合学科定位、人力资源与设备配置情况,为学科建设与发展提供依据。

从 2019 年 A 医院各 MDC 的 ADRG 组覆盖情况来看,有 10 个 MDC 的 ADRG 组覆盖率超过了 90%,分别为 MDCB、MDCE、MDCG、MDCH、MDCI、MDCL、MDCO、MDCQ、MDCS、MDCV;说明这 10 个 MDC 收治病种范围已基本覆盖疾病谱的大部分病种。但标杆组数最多的 MDCF 的 ADRG 组数覆盖率连续三年均不超过 70%,提示循环系统疾病收治的患者量虽在全院排名前列,但收治的病种范围仍有较大的扩展空间。

从 2017～2019 年全院各 MDC 的 ADRG 组覆盖率变化来看,在标杆组数超过 20 的 MDC 中,MDCB、MDCD、MDCE、MDCF、MDCG、MDCH、MDCL 实现了连续增长(表 9-29)。

表 9-29   2017～2019 年全院各 MDC 的 ADRG 组覆盖情况

MDC	标杆组数	覆盖组数			覆盖率(%)			同比增长(%)	
		2017	2018	2019	2017	2018	2019	2018	2019
MDCA*	9	0	1	1	0.00	11.11	11.11	11.11	0.00
MDCB	32	20	25	29	62.50	78.13	90.63	15.63	12.50
MDCC	17	5	7	7	29.41	41.18	41.18	11.76	0.00
MDCD	25	9	15	22	36.00	60.00	88.00	24.00	28.00
MDCE	20	14	17	18	70.00	85.00	90.00	15.00	5.00
MDCF	50	18	24	34	36.0	48.00	68.00	12.00	20.00
MDCG	25	10	24	25	40.00	96.00	100.00	56.00	4.00
MDCH	24	10	19	22	41.67	79.17	91.67	37.50	12.50
MDCI	33	17	30	30	51.52	90.91	90.91	39.39	0.00
MDCJ	19	9	17	17	47.37	89.47	89.47	42.11	0.00
MDCK	14	6	11	11	42.86	78.57	78.57	35.71	0.00
MDCL	20	9	18	19	45.00	90.00	95.00	45.00	5.00
MDCM	9	3	8	8	33.33	88.89	88.89	55.56	0.00
MDCN	11	3	9	9	27.27	81.82	81.82	54.55	0.00
MDCO	14	6	14	14	42.86	100.00	100.00	57.14	0.00
MDCP*	11	0	0	0	0.00	0.00	0.00	0.00	0.00
MDCQ	8	3	6	8	37.50	75.00	100.00	37.50	25.00
MDCR*	19	7	10	10	36.84	52.63	52.63	15.79	0.00
MDCS	7	5	6	7	71.43	85.71	100.00	14.29	14.29
MDCT*	10	6	6	6	60.00	60.00	60.00	0.00	0.00
MDCU	3	1	1	1	33.33	33.33	33.33	0.00	0.00
MDCV	9	4	8	9	44.44	88.89	100.00	44.44	11.11
MDCW*	7	2	2	2	28.57	28.57	28.57	0.00	0.00
MDCX*	8	6	6	6	75.00	75.00	75.00	0.00	0.00
MDCY*	5	1	1	1	20.00	20.00	20.00	0.00	0.00
MDCZ	6	2	4	5	33.33	66.67	83.33	33.33	16.67

注:带 * 的 MDC 不作为综合医院诊疗技能全面性评价标准。

对 2019 年各 MDC 的 ADRG 组覆盖率、常规率、重点率做进一步分析,MDCG 三个指标均比较高,说明不论在标杆的疾病谱还是在本院的疾病谱,不论组数绝对数还是相对数,该 MDC 均为比较重要的疾病类别。另外,常规率超过 70% 的

MDC 有 MDCO、MDCL 和 MDCG、MDCI。MDCQ 虽然 ADRG 组数覆盖率较高，但其常规率和重点率均比较低，提示该 MDC 收治患者相对分散(图 9-26)。

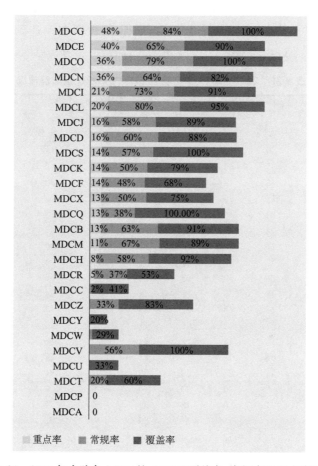

图 9-26　2019 年全院各 MDC 的 ADRG 覆盖率、常规率及重点率分析

4. DRG 对标评估　MDC 的 DRG 对标部分，主要是指各 MDC 包含的 DRG 组数与标杆对比，找到医院各学科缺失的 DRG 组，以便结合学科定位、人力资源与设备配置情况，为学科建设与发展提供依据。

从 2019 年全院各 MDC 的 DRG 组覆盖情况来看，在标杆 DRG 组数超过 20 的 MDC 中，有 7 个 MDC 的 DRG 组覆盖率超过了 80%，分别为 MDCB82%、MDCG100%、MDCH84%、MDCI81%、MDCL90%、MDCO90%、MDCV81%，表明这 7 个 MDC 收治的病种范围已相对较广泛。标杆组数最多

的 MDCF 的 DRG 组数覆盖率同 ADRG 趋势相同,连续三年均不超过 70%。

从 2017~2019 年全院各 MDC 的 DRG 组覆盖率变化来看,在标杆组数超过 20 的 MDC 中,MDCB、MDCD、MDCF、MDCG、MDCH、MDCI、MDCL、MDCV 反应实现了连续增长,其中 MDCG 的 2019 年 DRG 组数覆盖率达到 100%,MDCJ、MDCK、MDCO DRG 组覆盖率 2019 年负增长,需进一步分析原因(表 9-30)。

表 9-30　2017~2019 年全院各 MDC 的 DRG 组覆盖情况

MDC	标杆组数	覆盖组数			覆盖率			同比增长	
		2017	2018	2019	2017 (%)	2018 (%)	2019 (%)	2018 (%)	2019 (%)
MDCA*	9	0	1	1	0	11	11	11	0
MDCB	62	35	46	51	56	74	82	18	8
MDCC	22	6	8	8	27	36	36	9	0
MDCD	42	15	23	33	36	55	79	19	24
MDCE	58	39	46	46	67	79	79	12	0
MDCF	113	42	51	71	37	45	63	8	18
MDCG	49	17	44	49	35	90	100	55	10
MDCH	49	22	35	41	45	71	84	27	12
MDCI	78	30	59	63	38	76	81	37	5
MDCJ	34	13	26	25	38	76	74	38	−3
MDCK	22	13	18	17	59	82	77	23	−5
MDCL	41	17	35	37	41	85	90	44	5
MDCM	14	5	11	12	36	79	86	43	7
MDCN	15	4	12	13	27	80	87	53	7
MDCO	29	11	27	26	38	93	90	55	−3
MDCP*	19	0	0	0	0	0	0	0	0
MDCQ	18	7	9	13	39	50	72	11	22
MDCR*	31	11	15	17	35	48	55	13	6
MDCS	16	11	13	14	69	81	88	13	6
MDCT*	12	6	6	6	50	50	50	0	0
MDCU	4	1	2	1	25	50	25	25	−25
MDCV	21	10	15	17	48	71	81	24	10
MDCW*	12	2	2	3	17	17	25	0	8
MDCX*	17	8	12	12	47	71	71	24	0
MDCY*	8	2	1	1	25	13	13	−13	0
MDCZ	9	2	5	7	22	56	78	33	22

注:带 * 的 MDC 不作为综合医院诊疗技能全面性评价标准。

对 2019 年各 MDC 的 DRG 组数常规率、重点率进行分析,MDCG 覆盖率、常规率、重点率均比较高,提示不论在标杆的疾病谱还是在本院的疾病谱,不论组数绝对数还是相对数,该 MDC 均为比较重要的疾病类别。另外,常规率超过50% 的 MDC 有 MDCM、MDCN、MDCS、MDCX、MDCK、MDCO、MDCL、MDCG、MDCH、MDCE、MDCB、MDCI。MDCL 虽然 DRG 组数覆盖率较高,但其常规率和重点率均比较低,提示该 MDC 收治的到区分个体特征的相对分散(图 9-27)。

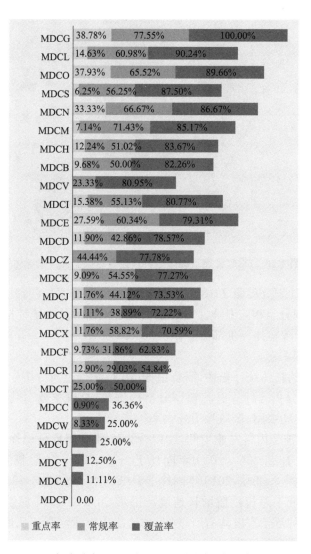

图 9-27　2019 年全院各 MDC 的 DRG 覆盖率、常规率及重点率分析

三、专业层面

DRG 管理下临床专科建设专业层面评价指标体系见图 9-28。

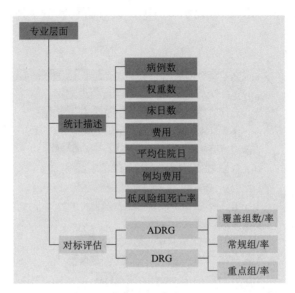

图 9-28　DRG 管理下临床专科建设专业层面评价指标体系

临床专业的划分参照 2018 版《CN－DRG 分组方案》，各临床专业评价可据其将 DRG 组划分至相应专业。专业层面的学科评价分为统计描述和对标评估两部分，均与全院整体评价部分一致。

（一）统计描述

专业层面的整体统计描述，需要根据 MDC 筛选出所分析专业的所有病例，然后进行描述分析。计算医院整体分析病例数、总权重数、总床日数、总费用、平均住院日、例均费用、低风险组死亡率等指标。

以 A 医院神经内科专业为例，2017～2019 年病例数呈现逐渐增加的趋势，2018 年同比上升 2.35%，2019 年同比上升 2.93%。从总权重数变化来看，2018 年同比上升 7.38%，2019 年同比上升 2.56%，但 2017～2019 年三年住院人次增长速度低于总权重数增长速度。提示 2018、2019 年医院神经内科专业收治患者的病种复杂程度均有所增加，收治能力有所增强。从低风险组死亡率来看，2018 年同比增长 0.03 个百分点，2019 年同比增长 0.16 个百分点，提示 2019 年神经内科专业医疗安全管理水平有待提升（表 9-31）。

表 9-31　2017～2019 年神经内科专业统计描述

指标	2017 年	2018 年	2019 年	2018 年同比(%)	2019 年同比(%)
病例数	1 235	1 264	1 301	2.35	2.93
总权重数	1 129.75	1 213.14	1 244.24	7.38	2.56
总床日数	14 504	15 399	14 677	6.17	−4.69
总费用(万元)	1 261.40	1 453.14	1 359.47	15.20	−6.45
平均住院日	11.744	12.18	11.28	3.73	−7.40
例均费用	10 213.80	11 496.35	10 449.46	12.56	−9.11
低风险组死亡率(%)	0.13	0.17	0.33	0.03	0.16

(二)对标评估

专业层面的对标评估主要分为 3 个部分。

1. ADRG 和 DRG 覆盖组数、覆盖率;重点组数、重点组覆盖率;常规组数、常规组覆盖率。

2. ADRG 组 CMI 值、死亡率;各 ADRG 覆盖 DRG 组数的对标;其目的是找到医院实际覆盖的专业层面的优势亚专科、缺失亚专科和基础亚专科,为学科发展规划提供依据。

3. 找到各 ADRG 组对应的各 DRG 组,找到专业层面的优势病组、基础病组和缺失病组。优势病组继续保持,基础病组评估是否有发展空间,缺失病组结合医院实际人、财、物配置情况确定是否开展。

专业层面的统计描述和对标评估参照全院整体评估和 MDC 层面对标评估。

(三)示例

以 A 医院神经内科专业为例,2019 年 ADRG 组未有缺失情况(表 9-32)。

表 9-32　2019 年神经内科 ADRG 组缺失情况

ADRG 编码	ADRG 名称	是否缺失
BR2	脑缺血性疾病	否
BR1	颅内出血性疾病	否
BV1	癫痫病	否
BU2	神经系统变性疾病	否
BT2	神经系统的其他感染	否
BX2	周围神经疾病	否
BZ1	神经系统其他疾病	否
BV2	神经—肌肉接头疾病	否
BS1	脊髓损伤及功能障碍	否

续表

ADRG 编码	ADRG 名称	是否缺失
BX1	大脑功能失调	否
BS2	非创伤性意识障碍	否
BT1	病毒性脑、脊髓和脑膜炎	否
BU1	神经系统肿瘤	否
BE1	脑血管介入治疗	否
BK1	神经系统诊断伴呼吸机支持	否
BL1	脑血管病溶栓治疗	否
BM1	脑血管介入检查术	否
BR3	颈部血管疾病	否
BU3	脱髓鞘病及小脑共济失调	否
BW1	神经系统先天性疾病	否

2019 年共缺失 3 个 DRG 组,分别为 BW11(神经系统先天性疾患)、BT21(神经系统的其他感染)和 BU31(脱髓鞘病及小脑共济失调),神经内科 2019 年 ADRG 见表 9-33。

表 9-33　神经内科 2019 年 DRG 组缺失情况

分组结果	DRG 名称	是否缺失
BT21	神经系统的其他感染,伴重要并发症与合并症	是
BT25	神经系统的其他感染,不伴重要并发症与合并症	否
BU21	颅内出血性疾病,伴重要并发症与合并症	否
BR23	神经—肌肉接头疾病	否
BZ11	脑缺血性疾病,伴并发症与合并症	否
BR33	癫痫病,不伴并发症与合并症	否
BX25	神经系统的其他感染,不伴重要并发症与合并症	否
BV11	脑缺血性疾病,伴重要并发症与合并症	否
BS11	神经系统变性疾病,不伴重要并发症与合并症	否
BU15	颅内出血性疾病,不伴重要并发症与合并症	否
BR15	大脑功能失调,不伴重要并发症与合并症	否
BR11	病毒性脑、脊髓和脑膜炎,伴重要并发症与合并症	否

续表

分组结果	DRG 名称	是否缺失
BL19	癫痫病,伴重要并发症与合并症	否
BW15	非创伤性意识障碍,不伴并发症与合并症	否
BS15	周围神经疾病,伴并发症与合并症	否
BX15	神经系统肿瘤,不伴重要并发症与合并症	否
BE19	脑缺血性疾病,不伴并发症与合并症	否
BV13	神经系统其他疾病,伴重要并发症与合并症	否
BU11	脊髓损伤及功能障碍,伴重要并发症与合并症	否
BZ15	大脑功能失调,伴重要并发症与合并症	否
BM19	脑血管介入检查术	否
BX11	大脑功能失调,伴重要并发症与合并症	否
BX23	周围神经疾病,伴并发症与合并症	否
BV15	癫痫病,不伴并发症与合并症	否
BU31	神经系统变性疾病,伴重要并发症与合并症	是
BV29	周围神经疾病,不伴并发症与合并症	否
BT11	神经系统其他疾病,不伴重要并发症与合并症	否
BR21	神经系统的其他感染,伴重要并发症与合并症	否
BK19	脊髓损伤及功能障碍,不伴重要并发症与合并症	否
BS25	非创伤性意识障碍,伴重要并发症与合并症	否
BR35	病毒性脑、脊髓和脑膜炎,不伴重要并发症与合并症	否
BS21	脑血管介入检查术	否
BU35	脱髓鞘病及小脑共济失调,伴重要并发症与合并症	否
BT15	病毒性脑、脊髓和脑膜炎,不伴重要并发症与合并症	否
BU25	神经系统变性疾病,不伴重要并发症与合并症	否
BR25	脑缺血性疾病,不伴并发症与合并症	否
BW11	神经系统先天性疾病,伴重要并发症与合并症	是
BS23	非创伤性意识障碍,伴并发症与合并症	否

　　神经内科专业共包含 36 个 DRG 组,2017～2019 年均位列 A 医院重点诊治的 3 个,仅 2018 年位列重点诊治的 1 个,仅 2019 年位列重点诊治的 1 个。从重点诊治的 DRG 组来看,A 医院在脑缺性疾病对应的这一 ADRG 组具有量的优势。2017～2019 年神经内科重点诊治病组见表 9-34。

表 9-34   2017～2019 年神经内科重点诊治病组

DRG 编码	DRG 名称	是否重点病组		
		2017	2018	2019
BR15	颅内出血性疾病,不伴合并症与伴随病	是	是	是
BR23	脑缺血性疾病,伴合并症与伴随病	是	是	是
BR25	脑缺血性疾病,不伴合并症与伴随病	是	是	是
BV39	头痛	否	是	否
BX25	周围神经疾病,不伴合并症与伴随病	否	否	是
BY15	颅内损伤,不伴合并症与伴随病	否	是	是
BZ15	神经系统其他疾病,不伴合并症与伴随病	否	是	是

已常规开展的 26 个 DRG 组中,BR15(颅内出血性疾病,不伴合并症与伴随病)、BR23(脑缺血性疾病,伴合并症与伴随病)、BR25(脑缺血性疾病,不伴合并症与伴随病)、BV39(头痛)、BX25(周围神经疾患,不伴合并症与伴随病)、BY15(颅内损伤,不伴合并症与伴随病)、BZ15(神经系统其他疾患,不伴合并症与伴随病)对应的 ADRG 已列入重点病组,无须重点关注,对于其他 19 个 DRG 组需进行进一步分析。2017～2019 年神经内科非重点诊治病组见表 9-35。

表 9-35   2017～2019 年神经内科非重点诊治病组

DRG 编码	DRG 名称	是否常规病组		
		2017	2018	2019
BB21	其他开颅术,伴重要合并症与伴随病	否	是	是
BB25	其他开颅术,不伴合并症与伴随病	否	是	是
BE19	颈动脉及颅内血管内手术	否	否	是
BM19	脑血管介入检查术	否	是	是
BR11	颅内出血性疾病,伴重要合并症与伴随病	是	是	是
BR15	颅内出血性疾病,不伴合并症与伴随病	是	是	是
BR21	脑缺血性疾病,伴重要合并症与伴随病	是	是	是
BR23	脑缺血性疾病,伴合并症与伴随病	是	是	是
BR25	脑缺血性疾病,不伴合并症与伴随病	是	是	是
BR33	颈部血管疾病,伴合并症与伴随病	是	否	否
BS15	脊髓损伤及功能障碍,不伴合并症与伴随病	是	是	是
BT15	病毒性脑、脊髓和脑膜炎,不伴合并症与伴随病	是	否	是
BT25	神经系统的其他感染,不伴合并症与伴随病	是	是	是
BU15	神经系统肿瘤,不伴合并症与伴随病	是	是	是

续表

DRG 编码	DRG 名称	是否常规病组		
		2017	2018	2019
BU25	神经系统变性疾病,不伴合并症与伴随病	是	是	是
BU35	脱髓鞘病及小脑共济失调,不伴合并症与伴随病	否	否	是
BV13	癫痫病,伴合并症与伴随病	是	是	是
BV15	癫痫病,不伴合并症与伴随病	是	是	是
BV16	癫痫(<17 岁),不伴合并症与伴随病	是	是	是
BV29	神经—肌肉接头疾病	是	是	是
BV39	头痛	是	是	是
BX15	大脑功能失调,不伴合并症与伴随病	是	是	是
BX23	周围神经疾病,伴合并症与伴随病	是	是	是
BX25	周围神经疾病,不伴合并症与伴随病	是	是	是
BY15	颅内损伤,不伴合并症与伴随病	是	是	是
BZ15	神经系统其他疾病,不伴合并症与伴随病	是	是	是

四、科室层面

DRG 管理下临床专科建设科室层面评价指标体系见图 9-29。

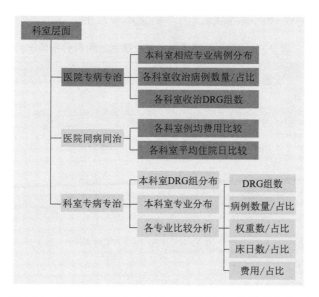

图 9-29　DRG 管理下临床专科建设科室层面评价指标体系

（一）指标

医院专病专治，即对医院各科室收治同一专业的 DRG 组、病例数进行对比分析，评价该专业疾病是否集中由对应的行政科室收治，即是否存在跨科收治患者的情况。医院同病同治，即不同科室所收治相同病组的效率比较分析；对医院诊治专业的相关科室病例数占比前三位 DRG 组展开分析。科室专病专治，即分析某行政科室所收治病例涵盖的全部专业，重点关注本专业病组，即有效病组集中情况，以及非本专业病组收治原因，进而提出改进措施减少跨科收患者情况。

（二）示例

以 A 医院神经内科为例，对上述指标进行分析。

1.医院专病专治　2019 年全院共收治该专业病例 2443 名，分布在 16 个临床科室（表 9-36）。其中收治病例数排名前五的科室分别为：神经内科、心血管内科、神经外科、内分泌科、康复医学科。进一步分析上述临床科室收治的神经内科病组，有几个典型情况值得医院关注：

心血管内科：收治病例 191 例，涉及 7 个 DRG 组，以脑缺血性疾病为主。

内分泌科：收治病例 64 例，涉及 8 个 DRG 组，同样以收治脑缺血性疾病为主。

重症医学科：收治的 15 病例，涉及 9 个 DRG 组，其中有两个尾号为 5（即不含并发症和合并症），代表症状较轻，本科室不应收治。

表 9-36　2019 年神经内科专业病例的科室分布情况

科室名称	病例数	占比(%)	涉及 DRG 组数
神经内科	1859	76.09	29
心血管内科	191	7.82	7
神经外科	120	4.91	15
内分泌	64	2.62	8
康复医学科	55	2.25	9
肿瘤科	35	1.43	7
中医科	34	1.39	8
重症医学科	15	0.61	9
呼吸内科	14	0.57	7
消化内科	14	0.57	5
骨科	14	0.57	3

续表

科室名称	病例数	占比(%)	涉及DRG组数
普通外科	13	0.53	3
耳鼻咽喉科	9	0.37	3
肝胆外科	3	0.12	2
胸外科	2	0.08	1
儿科	1	0.04	1

2.医院同病同治　选取2019年脑缺血性疾病(BR21、BR23、BR25)病例较多的神经内科、心血管内科、神经外科三科室进行比较分析,如表9-37所示。

(1)神经内科例均费用明显高于其他科室,意味着在DRG付费时对本科室收结余较为不利,要特别关注,可以考虑制定单独政策,或者应用项目付费结算。

(2)神经外科的BR21(脑缺血性疾病,伴重要并发症与合并症)与BR25(脑缺血性疾病,不伴并发症与合并症)与其他科室相比,不论是否有并发症的病组,其平均住院日和例均费用均低于其他科室,即效率最高。可进一步分析原因、总结经验,并推广至神经内科。

表9-37　2019年神经内科疾病同病同治情况

DRG编码	神经内科		心血管内科		神经外科	
	平均住院日	例均费用	平均住院日	例均费用	平均住院日	例均费用
BR21	14.26	13 344.50	—	—	2.00	3 491.54
BR23	12.73	11 822.92	7.89	4 816.00	12.00	14 233.93
BR25	8.89	7 351.65	5.82	3 995.70	4.00	3 179.02

3.科室专病专治　科室的DRG组分布,参照专业层面相关分析。

2019年,神经内科收治病例涉及69个DRG组,其中属于神经内科专业的DRG组28个,非神经内科专业的DRG组41个。2019年科室共出院1 954名患者,其中神经内科专业疾病范围的患者1 859名,例数占比95.14%,低于床日占比95.38%,床日占比低于权重占比95.46%,权重占比高于费用占比95.30%。DRG付费政策下,神经内科专业疾病范围的诊治具有优势(表9-38)。

表 9-38　2019 年神经内科专病专治情况

专业	病组数	病例数	总权重数	总床日数	总费用/万元	例数占比（%）	床日占比（%）	权重占比（%）	费用占比（%）
神经内科专业	28	1 859	1 800	16 798	1 688	95.14	95.38	95.46	95.30
非神经内科专业	41	95	87	799	83	4.86	4.62	4.54	4.70
小计	69	1 954	1 887	17 597	1 771	100	100	100	100

2019 年，神经内科科室收治的 95 例非神经内科专业病例涉及 14 个 MDC，41 个 DRG 组。MDC 覆盖 DRG 组数最多的是 MDCF（循环系统疾病及功能障碍），涉及 9 个 DRG 组；覆盖 DRG 组数最少的是 MDCL（肾脏及泌尿系统疾病及功能障碍），涉及 1 个 DRG 组；总权重占比最多的是 MDCE（呼吸系统疾病及功能障碍），占比 26.61%。科室可了解跨科收治的原因，特别是收治的非相关疾病，并采取相应改进措施。2019 年神经内科科室非神经内科专业 MDC 分布情况见表 9-39。

表 9-39　2019 年神经内科科室非神经内科专业 MDC 分布情况

MDC 编码	DRG 组数	病例数	总权重占比（%）	床日占比（%）	费用占比（%）
MDCB	2	4	4.06	3.56	2.59
MDCC	3	4	3.38	4.98	2.96
MDCD	2	7	4.31	5.61	3.47
MDCE	4	16	26.61	20.61	34.58
MDCF	9	27	24.33	24.64	25.57
MDCH	3	4	4.33	4.38	5.43
MDCI	2	3	2.41	3.48	2.21
MDCJ	2	2	1.46	2.17	0.35
MDCK	4	16	13.71	15.73	13.68
MDCL	1	1	1.11	1.03	1.66
MDCS	2	3	4.44	3.17	1.61
MDCT	2	3	3.73	4.75	1.86
MDCV	2	2	2.10	1.73	0.51
MDCX	3	3	4.02	4.14	3.50

第四节　DRG应用于医院管理的展望

DRG不仅是一种病例组合的方法,它根据临床过程及资源消耗一致性设计的分组原则,能够客观地比较住院服务产出,因而使其在医疗管理领域得以广泛应用。很大程度上,它解决了医疗服务当中的一个实际问题,即"如何比较出医疗服务提供者的优劣以便做出适当的选择"。因此DRG在医保支付方式改革及医院管理等方面均有广泛应用,本书详细介绍了DRG在医院评价、学科评价、医保控费、绩效考核中的应用,相信随着精细化、科学化管理的逐步深入,DRG作为医院管理工具,将会在医院管理中拓展出更多的应用场景。

一、助力合理用药

在药品零加成的政策下,医院药房零利润,同时要承担人员、设备等开支,医院药房由原来的利润中心变成了成本中心。而在DRG支付方式改革下,医院应更加注重合理用药,以DRG为工具,可以形成病组的标杆值,针对不同的DRG病组,制定不同的药品使用标准,科学合理指导临床合理用药。

二、指导学科发展

例如,可参照某大型三甲医院的做法,根据波士顿矩阵,绘制各个学科"CMI-总权重"的四象限图,将学科分成高难度高产出、高难度低产出、低难度高产出、低难度低产出四大类,根据学科现状进行分类施策。将DRG相关指标纳入医院学科建设评估方案。对于三甲综合类的大型医院,应鼓励、指导科室调整病种结构,控制小病种(低权重病组)比例,优化小病种诊疗流程(如开展日间化疗),提高大病种(高权重病组)比例。也可以用DRG相关指标评估学科的服务能力及服务效率,通过学科内病组情况分析、学科疾病谱分析及学科发展潜力分析等,指导学科发展潜力病组,扩展病源量、提升重点病组的服务效率及服务质量,提升学科整体服务能力,打造学科影响力。

三、促进规范诊疗

实施DRG后,能否有效保障的权益,关键是能否制定一个科学的、相对客观的临床诊疗规范。要制定出每一组合的诊断标准、入院及出院标准、治疗规范等,以利于医疗服务进行全过程管理,保证医疗服务质量。通过临床路径的管理方式可以加强对患者治疗过程的标准化管理,临床路径管理有严格工作顺序、有准确时间要求,它是医疗管理者用来控制医疗成本及改善医疗质量的方法之一。DRG 的推广为临床路径的发展提供了外在动力,是临床路径深入应用的助推剂。

四、辅助成本管控

DRG 支付方式改革的实施,对于每个病组来说,相当于已经确定了其支付价格,因此病组成本管控对于医院来说至关重要,因此医院需要做好病组成本核算工作,尤其是需要关注重点病组的盈亏情况,寻找亏损病组的成本管控要点,指导医院做好病组的成本管控工作,提高医院运行效益。

最后 DRG 在区域医疗卫生事业管理方面,可为医疗质量与安全管理提供抓手;对区域内重点专科建设情况评估提供参考;为医院等级评审和公立医院绩效考核提供客观指标;为区域分级诊疗改革效果评价提供依据,为政府资源规划投入提供数据支持。同时,借助 DRG 分组工具和大数据分析技术,医疗管理者可在以往管理经验基础上对各级医院的疾病谱及病种结构进行分析,确立区域内各级医院、各个学科的标杆值,鼓励不同机构、不同学科间明确目标,良性竞争,共同发展。